DE
LA SOBRIETE'
ET DE
SES AVANTAGES.

OU

LE VRAY MOYEN DE SE conserver dans une santé parfaite jusqu'à l'âge le plus avancé.

TRADUCTION NOUVELLE de LESSIUS *& de* CORNARO.

Avec des Notes.

Par Mr D. L. Bonaudiere.

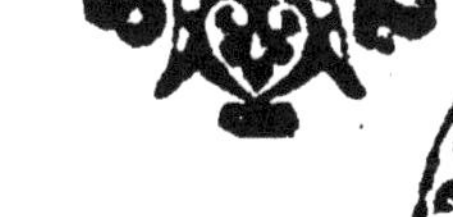

A PARIS,
Chez LOÜIS COIGNARD, rue S. Jacques, vis-à-vis la ruë de la Parcheminerie à l'Aigle d'or.

M. DCC. I.

Avec Privilege du Roy.

AVERTISSEMENT.

COmme les goûts dépendent de la disposition des esprits, & que les esprits ne sont pas moins differens les uns des autres que les visages, il n'est pas surprenant qu'il se trouve parmy les hommes une si grande diversité de sentimens : & qu'une partie du monde condamne ce que l'autre approuve. Mais ce qu'il n'est pas si aisé de comprendre, c'est que les hommes s'accordent tous si peu sur ce qui regarde leurs plus véritables interêts.

Il est constant qu'après le salut, à quoy rien de ce qui

passe n'est comparable, l'un des plus grands biens de cette vie, c'est la santé; si on la rapporte à la fin à quoy tout doit être rapporté. Nous sommes tous créez pour Dieu; il doit donc être le centre où se terminent toutes nos pensées, tous nos desirs, toutes nos actions: & ces actions supposent la vie. Mais si cette vie elle-même n'est que languissante, toutes nos actions qui en dépendent, ne seront que langueur: & nous ne pourrons servir Dieu que d'une maniere bien imparfaite; sans compter que c'est toûjours un assez grand mal de ne pas ménager la santé, qui nonobstant le mauvais usage que l'on en peut faire, ne laisse pas d'être un bien en elle-même. Dût-on cependant l'avoir perdu, & même par sa propre faute, le mal n'est pas irreparable. La vie sobre est sans doute la plus sûre voye, pour la reparer. Il ne s'agit plus que de faire voir en quoy précisément elle consiste.

On ne peut disconvenir que ce ne soit principalement dans l'usage modéré d'une nourriture convenable, & prise dans les tems qui conviennent.

On n'entreprendra point dans cet Avertissement de traiter cette matiere d'avance, on pourra s'en instruire plus à fonds par la lecture de ces deux traitez. Le premier est de Lessius, & l'autre de Cornaro, en voicy l'origine.

Cornaro étoit d'une des prémieres maisons de Venise. Dez

l'âge de trente-cinq ans, il fut condamné des Médecins sur son mauvais temperament, & sur tout ce qu'une vie des plus intempérantes avoit pu y ajoûter. Le parti qu'il crut devoir suivre alors, fut précisément le contraire de celui qu'il avoit suivi jusques-là : & il ne fut pas long-tems à s'appercevoir par sa propre expérience, que c'étoit le meilleur. Aussi le suivit-il depuis ce moment-là jusqu'à la fin de sa vie : & il vécut plus de cent ans.

Il crut même que ce seroit rendre au Public un service qui pourroit n'être pas peu considérable, que d'écrire ce régime, & les avantages qu'il y avoit trouvez : & il l'écrivit en Italien, qui étoit sa langue naturelle. Ce n'eſt pas qu'il prétende faire de ce régime particulier une régle générale, comme il le dit lui-même ; mais il ne laiſſe pas d'être propre à tout le monde, ſinon ſelon la lettre, du moins ſelon l'eſprit, qui conſiſte, comme on l'a déja dit, à ne prendre de nourriture que ce qui convient, & dans les tems convenables.

Cet écrit tomba quelque temps après entre les mains de Leſſius, dont le nom eſt connu. Et comme il ſe trouvoit à peu près dans la même diſpoſition que Cornaro, il voulut eſſayer le même régime. Il s'en trouva ſi bien, qu'il le continua le reſte de ſes jours : & il les prolongea même par ce moyen juſqu'à l'âge le plus avancé. Ensuite il traduisit cet écrit en Latin, pour le rendre intelligible dans toutes sortes de péïs. Il fit même un autre traité sur le même sujet, comme pour servir de Préface à celui de Cornaro.

Il y a près de quatre-vingt ans, que l'on les mit en nôtre langue : & l'on peut dire à la gloire du Traducteur, que pour un tems aussi reculé, on ne pouvoit gueres mieux écrire. A la réserve de quelques termes qui ne sont plus d'usage, cette traduction, toute ancienne qu'elle est, pourroit encore passer.

L'Auteur de celle-cy n'a sçu qu'après l'avoir achevée, qu'il y en eût une ancienne ; mais la sincérité ne lui permet point de ne pas avoüer, que quand même il l'auroit ſçu, avant de l'entreprendre, cela n'eût pas empêché qu'il ne l'eût entrepriſe. Cette ancienne traduction ne ſe trouvoit preſque plus. Cet ouvrage meritoit d'ailleurs une nouvelle forme, qui en reveillât le goût. Et pluſieurs perſonnes ſouhaitoient cette forme nouvelle.

Quoy qu'il y ait plus de quatre ans que cette traduction ſoit achevée, quelques raiſons particuliéres en ont retardé l'impreſſion juſqu'icy. Quelques mois avant que l'on l'imprimât, il en a paru une, non de Leſſius, mais ſeulement de Cornaro, que bien des gens ont attribuée à l'auteur de celle-cy, ſur ce qu'ils l'attendoient depuis ſi long-tems. Mais de crainte d'abuser de l'honneur que luy pourroit faire une telle méprise, il a mis à cet ouvrage, quoyque contre sa coûtume, les premiéres lettres de son nom.

A l'égard de ces traitez en eux-mêmes, bien des gens les prendront d'abord pour des Livres de Médecine: & s'ils n'ont point de goût pour les ouvrages de ce genre-là, ils se dispenseront volontiers de la peine de les lire.

On peut considérer cet art par ses deux motifs principaux, l'un de prévenir les maladies, & l'autre de les guérir. Si ce qui n'apprendroit aux hommes que le moyen de se guérir des maux qui altérent leur santé, ne laisseroit pas de mériter qu'ils y fissent quelque attention; ce qui leur apprend la seule voye de conserver un bien ſi précieux, & même de le récouvrer, s'ils l'ont perdu, le mérite-t-il moins? C'eſt-là l'unique rapport que ces traitez ayent à la Médecine.

Il eſt bon de prévenir ceux qui prendront la peine de les lire, ſur ce que les principes n'en ſont pas conformes à d'autres que l'on ne peut nommer nouveaux, que parce qu'ils ſont nouvellement découverts. On a tâché de rémédier par quelques notes à cet inconvénient, qui n'empêche pas que d'ailleurs on ne puiſſe regarder cet ouvrage comme quelque choſe de bon.

Il ne s'agit plus que de prévenir une objection en un ſens toute des mieux fondées. C'eſt que tout bien conſidéré, une des fins principales de ces traitez est de vivre long-tems, aussi bien que sainement. Et comme la perfection du Chrétien est de gémir incessamment de la longueur de son exil, & de soûpirer sans cesse après un plus heureux séjour, le desir d'une longue vie ne paroît gueres s'accorder avec une disposition si pure & si parfaite.

Il faut convenir en effet, qu'il seroit bien indigne d'un véritable Chrétien de ne vivre sobrement, que pour vivre long-tems. Si la longue vie est une suite & presque nécessaire de la sobriété, la vie sobre doit avoir une fin plus digne d'elle. On doit vivre sobrement, non pour ne vivre que long-tems, mais pour vivre à jamais, & d'une vie qui n'est pas moins que celle de Dieu même.

TABLE

TABLE
DES CHAPITRES
Contenus dans le traité de la Sobrieté de Lessius.

ē

Fin de la Table des Chapitres.

Approbation de Monsieur BURLET, *de l'Academie Royale des Sciences, & Medecin de la Faculté de Paris.*

LEs *Traittez de Lessius & de Cornaro sur la vie sobre, & ses avantages*, sont deux petits Ouvrages des plus excellens en ce genre. On y trouve de beaux Preceptes du regime de vivre, fondez sur la raison & l'experience pour la conservation de la santé, jusqu'à une extrême vieillesse. La Temperance, cette vertu si chrétienne, y est peinte avec des traits capables d'en inspirer l'amour à tous les gens qui ne sont point dominez par leurs sens. On est donc obligé à l'Auteur de cette nouvelle Traduction Françoise, que j'ai examinée par ordre de Monseigneur le Chancellier, & que j'ai jugée digne d'être imprimée. A Paris ce 18. Mars 1698.

BURLET.

EXTRAIT DU PRIVILEGE du Roy.

PAr Privilege du Roi, donné à Versailles le 6 Mars 1700. signé par le Roi en son Conseil, DE St HILAIRE. Il est permis à JEAN-BAPTISTE COIGNARD Imprimeur du Roi, & de l'Academie Françoise, d'imprimer un Livre intitulé, *Traité de la Sobrieté & de ses avantages, &c.* pendant le tems de six années, à compter du jour que ledit Livre sera achevé d'imprimer pour la premiere fois, en vertu dudit privilege: Avec défenses à toutes personnes sous quelque pretexte que ce soit, d'imprimer ledit Livre, à peine de trois mille livres d'amende, de confiscation des Exemplaires contrefaits, & de tous dépens, dommages & interêts: ainsi qu'il est plus au long porté par ledit Privilege.

Et ledit Jean-Baptiste Coignard a cedé & transporté son droit de Privilege à LOÜIS COIGNARD son frere, pour en joüir suivant l'accord fait entr'eux.

Registré sur le Livre des Imprimeurs & Libraires de Paris le 29. Mars 1700.

Achevé d'imprimer pour la premiere fois le 15. Novembre 1701.

DE

DE LA SOBRIETÉ ET DE SES AVANTAGES.

CHAPITRE I.

Ce qui a donné occaſion à ce Traité, & quel en eſt le but.

ON a fait juſqu'ici de ſçavans & d'amples écrits des moyens de ſe conſerver dans une ſanté parfaite. Mais ils ſont remplis de tant d'Ordonnances ; ils exigent tant de précautions ſur le boire & ſur le manger, ſur l'air, le ſommeil, les exercices, les ſaiſons : ils preſcrivent tant de ſortes de remédes, que pour obſerver toutes ces choſes, il ne faut pas moins que des ſoins continuels. Une telle ſujétion eſt ſans doute un véritable eſclavage. D'ailleurs on ne va preſque jamais à la cauſe principale des maux ; comment ces remédes pourroient-ils avoir quelque effet ? Les hommes veulent manger à leur aiſe de tout ce qui eſt le plus de leur goût, ſans nulle autre meſure que leur appétit, ſans nulle autre regle que leur ſenſualité. Duſſent-ils donc ſuivre ces ordonnances & ces obſervations, elles ne leur ſeroient d'aucun uſage. La plûpart des hommes abandonnent tout & même leur ſanté à ce qu'ils nomment le hazard.* Ils ſe fondent ſur ce proverbe trivial : *Qui vit medicinalement, vit miſerablement.* Ils regardent comme une miſére de ne pouvoir manger avec excés de tout ce que les autres mangent ; de n'oſer jamais ſuivre leur appétit entiérement. Ils mangent donc des deux & trois fois le jour de toutes ſortes de choſes, & ſouvent même par de-là leur appétit. Après de tels repas ils s'appliquent quelques heures à des occupations où l'eſprit a plus de part que le

* Mais ce prétendu hazard n'eſt pas moins qu'une diſpoſition d'événemens reglez de toute éternité par la Providence de Dieu, & qui n'arrivent que dans les tems marquez par cette même Providence.

corps : * & ils ne s'aviſent jamais de ſe purger en de certains tems, à moins que quelque incommodité preſſante ne les y oblige. Ils ſe croyent dans la meilleure diſpoſition du monde, tant qu'ils ne ſentent aucun mal. Ils ne laiſſent pas de ſe remplir peu à peu d'humeurs & de cruditez dangereuſes qui s'acroiſſent avec le tems, ſe corrompent & en deviennent plus malignes. A la plus légére occaſion de chaleur, ou de froid, ou de vent, ou de promenade, ou de quelque autre exercice, ou de quelque ſorte d'excés, ou d'incommodité que ce puiſſe être, ces

* Rien n'eſt plus capable d'empêcher la digeſtion des alimens, que le travail de l'eſprit. Cette application détourne une partie des eſprits qui ſervent à cette digeſtion.

cruditez & ces humeurs s'enflamment & causent des maladies mortelles.

J'ai vu mourir par là plusieurs personnes Illustres à la fleur même de leur âge, & qui auroient pu vivre long-tems tres-utiles au Public par leur érudition, ou par des actions aussi glorieuses pour eux-mêmes, qu'avantageuses aux autres, & mériter pour le Ciel une bien plus glorieuse couronne, s'ils eussent eu plus de soin de ménager leur santé. Combien y en a-t-il, & dans le Cloître & dans le Siecle, qui souvent ne sont incapables par leur mauvaise santé, de s'appliquer à l'étude, & aux autres fonctions de l'esprit, comme ils le souhaiteroient eux-mêmes, & comme le demanderoit l'état où ils ſont appellez, que faute de ſçavoir l'utilité d'un bon régime.

C'eſt ce que j'ai remarqué depuis pluſieurs années en divers lieux, & qui m'a fait penſer que ce ſeroit rendre au Public un ſervice qui pourroit n'être pas peu conſiderable que de propoſer aux hommes le moïen de ſe conſerver toujours dans une ſanté parfaite. J'en ai fait l'experience moi-même. De ſçavans Médecins ne jugeoient pas que je puſſe encore vivre plus de deux ans. Je me preſcrivis un régime qui me guérit de pluſieurs maux, & qui me rendit la ſanté. Je me ſuis encore rendu par là capable de choſes qui n'ont point de rapport aux ſens. Quelques autres de notre compagnie & d'ailleurs se conservent depuis tres-long-tems par le même régime dans une entiere vigueur d'esprit & de corps. On en a vu beaucoup d'exemples dans des Saints & des Philosophes des siecles passez. Ce régime de vie consiste principalement dans un certaine mesure de boire & de manger qui loin de surcharger, d'affoiblir & d'altérer notre tempérament, y soit si propre & si proportionnée, qu'elle ne fasse au contraire qu'en réparer les forces & les augmenter.

Dans le tems que je pensois à faire ce Traité, il me tomba entre les mains un écrit sur la vie sobre, composé en Italien par un homme de qualité de Venise, nommé Loüis Cornaro. C'étoit un homme d'une grande réputation, qui avoit beaucoup de bien, & encore plus d'esprit, & qui étoit marié. Il rapporte avec tout l'agrément possible le régime qu'il s'étoit prescrit : il en fait voir les avantages, & les prouve tres clairement par une longue expérience. Je lus ce petit écrit avec beaucoup de plaisir, & le crus tres-digne d'être traduit. Je le traduisis donc, & ce fut en Latin, pour le rendre intelligible dans toutes sortes de peïs : & comme pour y servir de Préface, je crus y devoir mettre à la tête ce petit Traité.

Quoi que je fasse profession de Théologie, & non de Médecine, ce Traité ne doit point paroître étranger à mon ministére. D'ailleurs j'avois autrefois quelque teinture de la Théorie de la Médecine ; & cet Art n'eſt point éloigné de l'employ d'un Théologien. Il ne s'agit pas ici de moins que de la Tempérance, cette vertu ſi belle : que de faire voir en quoy elle conſiſte : quel en eſt le juſte milieu : quelle eſt la meſure préciſe de ſon objet : comment on peut la trouver : quels ſont enfin les avantages de cette vertu. Toutes ces vûës ne ſont donc point tellement du reſſort de la Médecine, qu'elles n'appartiennent encore en quelque maniére à la Théologie, & à la Philoſophie morale. La fin que j'y ai principalement en vûë eſt tres digne d'un Théologien. C'eſt de donner lieu à quantité de perſonnes de piété, ſoit dans le Cloître ou dans le Monde, de ſervir long-tems le Seigneur avec plus de facilité, de joye, de ferveur, & même de plaiſir, mais d'un genre tout ſpirituel : & de mériter par là pour toute l'Eternité une bien plus grande gloire. Il eſt incroyable avec combien de liberté & de conſolation intérieure ceux qui ménent une vie ſobre ſont appliquez à la priére, à la célébration du ſaint Sacrifice de nos Autels, à la lecture & à la méditation de l'Ecriture ſainte, quelque peu éclairez qu'ils puiſſent être d'ailleurs ſur ces ſortes de choſes. * Tel eſt mon prncipal mo-

* La raiſon en eſt naturelle. C'eſt que l'excés de nourriture envoye à la tête quantité de fumées qui offuſquent le cerveau, qui eſt comme le ſiege de l'ame, & par conſéquent ſont un obſtacle à ſes opérations.

tif dans ce Traité, & ce que j'y recherche le plus. De quelle conséquence encore ne peut-il point être à d'autres pour le progrés de leurs études, & pour le succés de leurs autres affaires, à quoi l'esprit & le génie ont le plus de part. Nous essayerons dans la suite de cet écrit de metre en un plus grand jour toutes ces choses & leurs avantages. De quelque maniére donc que l'on considére ce Traité, on n'y trouvera rien qui ne convienne avec l'employ d'un Théologien. Telles sont encore une fois les vûës que je me suis proposées dans ce petit Ouvrage.

CHAPITRE II.

Ce que c'eſt que la vie ſobre, & quelle eſt la meſure convenable du boire & du manger.

POUR entrer en matiére, nous dirons ce que l'on entend icy par *Vie ſobre :* comment on peut déterminer la juſte meſure de ſon objet : quels ſont les fruits qu'on peut en recuëillir.

Nous entendons icy par les termes de *Vie ſobre*, un uſage modéré du boire & du manger, ſelon le tempéramment du corps, & ſa diſpoſition actuelle, par rapport même aux fonctions de l'eſprit. Nous nommons encore *Vie sobre*, *une vie d'ordre*, *de régle & de tempérance* : & nous ne prétendons par ces différens termes faire entendre que la même chose.

Mais il ne faut pas laisser d'éviter avec soin toute autre sorte d'excés, comme de chaleur, de froid, de travail, &c. qui altérent la santé, & qui sont un obstacle aux fonctions spirituelles.

Cette mesure doit être différente selon la différence de l'âge, de la complexion, de l'humeur qui domine, & selon que l'on est d'une bonne ou d'une mauvaise santé. Comme les estomacs n'ont pas tous la même capacité, on doit y proportionner les alimens. Cette proportion consiste dans une telle mesure, qu'elle suffise pour nourrir le corps, & que la digeſtion ne s'en faſſe pas moins parfaitement, dans les occupations du corps ou de l'eſprit à quoi chacun peut être deſtiné.

Je dis dans les occupations de l'eſprit & du corps; les unes demandent bien moins de nourriture que les autres. Les prémiéres ſont un obſtacle à la promte digeſtion: dans le tems qu'elles détournent les puiſſances de l'ame, elles ſuſpendent en quelque maniére les puiſſances inferieures. Nous l'éprouvons toutes les fois qu'une forte attention à l'étude ou à la priére nous empêche d'entendre l'horloge, ou de voir ce qui eſt devant nos yeux. Souvent donc il faut la moitié moins de nourriture dans les exercices de l'eſprit, qu'en ceux du corps; de quelque âge & de quelque tempéramment que l'on puiſſe être.

Toute la difficulté conſiſte à trouver cette meſure préciſe. C'eſt auſſi ce que marque ſaint Auguſtin dans ſon livre contre Julien. « Quand, dit-il, nous « Ch. 14.
venons à goûter cette eſpece «
de plaiſir, neceſſairement at- «
taché à l'uſage des viandes «
qui ſervent à réparer les for- «
ces de notre corps & à le «
nourrir, qui pourroit expri- «
mer comment ce plaiſir que «
nous y trouvons, principale- «
ment lorſqu'on nous ſert des «
mets capables de l'exciter, «
ne nous permet pas de ſentir «
juſqu'où va le ſimple beſoin, «
& nous en cache tellement les «
ſalutaires bornes, qu'il ne «

» manque presque jamais de » nous les faire passer. Quoy » que la nature ait alors ce qui » lui suffit, nous nous imagi» nons que ce qu'elle a ne lui » suffit pas: & nous croyons » faire pour la santé ce que la » sensualité seule nous fait faire. » Le plaisir que nous goûtons » nécessairement, nous fait » ignorer où finit le simple né» cessaire. Nous parlerons donc dans le second article, & de cette mesure, & des moyens de la trouver.

Mais au moins, diront quelques-uns, il n'est pas besoin que ceux qui sont dans des Monastéres prennent soin de se prescrire là-dessus aucune mesure; leurs Superieurs l'ont fait avec prudence & discrétion: ils ont déterminé selon la diffé-

différence des tems , une certaine quantité de viande, d'œufs, de poisson, de légumes, de ris, de beure; de fromage, de fruits, de biére ou de vin. Nous pouvons donc, diront-ils, prendre de toutes ces choses en assurance, & sans craindre d'y passer les bornes d'une juste mesure. Ces sortes de personnes ne croyent pas que les catharres, les rhumes, les maux de tête & d'estomac, les fiévres & les autres maladies dont ils sont souvent tourmentez, viennent d'excés dans le boire ou dans le manger. Ils les attribuënt aux vents, à la malignité de l'air, à des veilles, à des excés de travail, ou à de semblables causes étrangeres. Il est évident qu'ils se trompent; la même quantité

de nourriture ne ſçauroit être également proportionnée à tant de tempérammens ſi differens. Ce qui peut n'être précisément que ce qu'il faut à telle perſonne jeune & robuſte, peut être deux ou trois fois plus qu'il ne faudroit à telle autre qui a plus d'âge & moins de force. C'eſt ce qu'aprés A-
Second. Second. queſt. 14. art. 6. riſtote enſeigne ſi bien S. Thomas, & qui eſt aſſez clair de ſoy-même: Si les Superieurs de Monaſtéres ont cru devoir ordonner une telle quantité de nourriture, c'eſtoit ſeulement afin qu'elle pût convenir même aux plus robuſtes; mais que les autres n'en priſſent que ce qu'il leur en faudroit: & que par rapport à ce qu'ils laiſſeroient, ils puſſent avoir le mérite de la tempérance. Il n'eſt

pas difficile d'en suivre les régles tant que l'on n'a point occasion de ne les pas suivre, mais d'être tempérant, quand on pourroit ne le pas être, & de réprimer l'intempérance dans l'usage de ces choses les plus capables de l'irriter, c'est ce qui n'est pas si facile, principalement aux jeunes gens, & à ceux qui n'ont point encore fait d'effort pour vaincre cette passion. Aussi est-ce quelque chose de bien agréable à Dieu que de la surmonter. C'est même pour augmenter le mérite de la tempérance, que l'on donne dans quelques Monastéres plus de nourriture & plus diversifiée, que ne le permettroient les bornes de cette même tempérance. * Nous en

* Il faut cependant convenir que le

avons un exemple illuſtre dans la vie de ſaint Pacôme, écrite depuis ſix-vingts ans avec beaucoup de fidélité & marquée ſelon Surius le quatorziéme May. On y rapporte que dans ſes Monaſtéres, principalement dans ceux où il y avoit de jeunes gens, il vouloit qu'on leur ſervît non-ſeulement du pain avec du ſel, mais encore quelque autre choſe; en ſorte que ſi la plûpart de ces ſaints Solitaires s'en abſtenoient, & qu'ils ſe contentaſſent de pain & de ſel, ou de quelque fruit crud, il ne tinſt qu'à eux de manger quelque choſe de plus, ou de s'en

plus ſûr ſeroit ſans doute de ne ſe faire ſervir précisément que ce que permettent les bornes d'une tempérance exacte. On n'en auroit pas moins de mérite.

abſtenir : & qu'en cas qu'ils s'en abſtinſſent par mortification, & dans la ſeule vûë de Dieu, ils n'en euſſent que plus de mérite. Il eſt plus difficile de s'abſtenir d'un mets que l'on á devant les yeux, dont on peut uſer, & qui par ſa préſence excite l'appétit, que s'il n'étoit pas préſent.* On peut voir là-deſſus quantité d'autres choſes dans Jacques du Pas, ſur la mortification des ſens

C'eſt une foible objection de dire que l'on donne ces choſes pour récréer en quelque maniére la nature. Cette récréation ne conſiſte pas à paſſer conſidérablement les bornes ordinaires de la tempérance, mais à réjoüir le goût par l'a-

* Cecy prouve ce qu'on vient de dire dans la Note precedente.

grément & la variété de ces viandes, que l'on ne donne que rarement, & toujours selon la mesure de la sobriété, en sorte que l'appétit ne soit pas entiérement rassasié.* Dans quelques occasions que ce puisse être, pour peu que l'on passe les bornes d'une exacte tempérance, c'est toujours un mal : & c'est les passer que de manger plus que l'estomac ne peut digérer si parfaitement qu'il ne reste aucune crudité.

* On peut ajoûter à cela ce que dit saint Augustin, que Dieu n'a attaché quelque sorte de plaisir à l'usage de certaines fonctions purement animales, que pour lever en nous la répugnance naturelle que nous n'aurions pas manqué d'y avoir sans cet adoucissement; mais que s'il y a des choses que l'on ne puisse faire sans plaisir, on ne doit au moins rien faire dans la vûë de ce plaisir.

CHAPITRE III.

Sept Regles pour trouver cette juſte meſure.

POur trouver cette meſure, nous pouvons nous ſervir de ces Regles tirées de l'expérience.

La prémiere eſt de ne prendre ordinairement qu'une telle quantité de nourriture, qu'on puiſſe enſuite ne pas moins s'en appliquer à des fonctions purement ſpirituelles, à la priére, à la méditation, à l'etude. Il eſt clair que dez que l'on ne le peut, on a paſſé les bornes de cette juſte meſure. La nature & la raiſon demande que l'on ſe nourriſſe de maniére que la faculté animale & la faculté raiſonnable n'en ſoient point offenſées. La nourriture doit être utile à ces deux facultez : & loin d'être un obſtacle à leurs fonctions, elle doit les leur faciliter. Lors donc que l'on ſe ſurcharge tellement de nourriture, que les ſens, l'imagination, la mémoire, l'entendement en ſoient moins libres dans leurs opérations, c'eſt une preuve que l'on a paſſé cette juſte meſure. Cet obſtacle vient ſur tout de vapeurs qui s'élévent abondamment de l'eſtomac à la tête, & qui ne s'y éleveroient pas dans une telle abondance, ſi l'on ne paſſoit point de telles bornes. L'expérience en convainc ; ceux qui ménent une vie ſobre ſont auſſi diſpoſez à s'appliquer s'appliquer aprés le repas qu'auparavant. C'èst de quoy nôtre Auteur rend souvent témoignage dans son Traité que nous avons joint à celui-cy. C'est ce que j'éprouve souvent, & que plusieurs autres de nôtre Compagnie ont reconnu comme moy par leur propre expérience. Ceux des Saints Péres qui ne mangeoient qu'une fois le jour, le faisoient si sobrement, qu'ils n'en étoient pas moins disposez à s'appliquer à des choses purement spirituelles. Combien plus aisément le pouroient faire ceux qui prennent à deux fois la même quantité de nourriture ? *

J'ai dit que ces vapeurs qui

* Il faut avoüer cependant que ceux même qui vivent le plus de regime ne doivent

offusquent la sérénité du cerveau viennent sur tout de l'estomac après le repas. Quoique c'en soit la cause principale, ce n'en est pas la seule. Elles naissent non-seulement des viandes que l'on vient de prendre, & dont la digestion commence à se faire, mais encore d'une abondance de sang & d'humeurs qu'il y a dans le foye, dans la rate, dans les veines. Ces humeurs se fermentent ensemble, & envoyent quantité de vapeurs. La vie sobre corrige peu à peu cette réplétion & cette intempérie, & réduit tout aux termes convenables. Après le repas il ne monte plus à la tête de ces sortes de vapeurs. Tant que les humeurs sont dans un équilibre parfait, on ne doit craindre aucune maladie, ni rien qui puisse être un obstacle aux fonctions spirituelles.

L'usage où sont plusieurs de ceux qui ménent une vie sobre de se reposer & de dormir un peu après dîner ne tire point à conséquence; ils ne le font que pour réparer un épuisement d'esprits causé par quelques travaux d'esprit ou de corps, & pour reprendre une viguéur nouvelle. Le sommeil sert à l'un & à l'autre: de plus il est de tres peu de durée: & s'ils n'y étoient engagez par l'habitude, ou par quelque abbatement, ils pourroient aisément s'en passer. Quelques-uns prolongent un peu plus ce sommeil; mais c'est autant de rabbatu sur celui de la nuit. Ils partagent en deux repriſes leur repos de chaque jour : Il eſt cependant plus ſain d'éviter le ſommeil après dîner ; c'eſt l'avis le plus commun des Medecins.

La ſeconde regle eſt de ne prendre qu'une telle quantité de nourriture, qu'enſuite on ne reſſente nul engourdiſſement, nulle peſanteur, nulle laſſitude corporelle. Si l'on ne ſe ſent alors dans une diſpoſition auſſi libre, & auſſi vive qu'auparavant, c'eſt une preuve que l'on a paſſé cette meſure convenable ; à moins que ce ne ſoit l'effet ou le reſte de quelque maladie. Bien loin que le boire & le manger doivent ſurcharger & affoiblir la nature, ils ne doivent au contraire que la rendre plus libre, plus gaye, plus animée. Ceux donc qui ſont d'un tempérament à reſſentir cette peſanteur doivent examiner avec ſoin ſi cette incommodité vient d'excés de manger ou de boire, ou de tous les deux enſemble : & après l'avoir découvert, en retrancher peu à peu, juſqu'à ce qu'ils ſoient parvenus à une telle meſure, qu'ils n'en ſoient plus incommodez.

Pluſieurs s'y trompent ſouvent ; ils mangent & boivent beaucoup : ils prennent même des choſes tres nourriſſantes : & ils ne s'en plaignent pas moins de foibleſſe : ils s'imaginent que c'eſt faute de nourriture & d'eſprits : ils demandent donc des viandes encore plus nourriſſantes. Dez le matin ils ſe hâtent de déjeûner, de peur, diſent-ils, que manque d'alimens la nature ne tombe en défaillance. Ils se trompent encore une fois, & bien misérablement; ils ne font que surcharger d'humeurs leur estomac qui n'en est déja que trop chargé. Loin que la foiblesse de ces sortes de personnes vienne d'inanition, elle ne vient que de réplétion. On peut le remarquer par l'enflure qu'elle leur cause, & par le fonds même de leur tempérament. Cette abondance d'humeurs relâche par excés les muscles & les nerfs, qui sont les canaux des esprits: ces esprits sont comme les instrumens de l'ame les plus universels & les plus immédiats dans les mouvemens qu'elle communique au corps, & dans les sensations dont elle n'est capable à ſon tour, que par l'entremiſe des organes corporels. Ils ne peuvent donc plus ni couler avec la même liberté, ni faire ſur ces organes la même impreſſion. Cette foibleſſe, cette peſanteur de corps, cet engourdiſſement de ſens ſont donc alors l'effet d'une eſpéce d'intercéption de ces mêmes eſprits. L'expérience l'apprend tous les jours dans la plûpart de ceux qui ſont ou réplets, ou remplis de mauvais ſucs. Souvent pour avoir trop ſoupé, ils ſe trouvent le lendemain matin ſurchargez de quantité d'humeurs que le ſommeil de la nuit n'a fait qu'entretenir: mais après s'être ſoulagez de beaucoup de pituite & d'autres ſuperfluitez, ou les avoir conſumées par la diette, ils deviennent peu à peu plus libres, plus gais, plus capables de toutes leurs fonctions: & cette vigueur croît jusqu'au soir; quoi qu'ils mangent tres peu à midi, & que même ils ne mangent rien. Si dans le tems qu'ils sentent cet excés d'humeurs, & qu'ils sont dans l'abbatement qui en est une suite necessaire, ils ne laissent pas de manger encore, principalement des choses de beaucoup de suc, & en grande quantité, non-seulement ils demeurent dans leur incommodité, ils l'augmentent encore considérablement. Qui voudra donc avoir un libre usage de ses sens, & de ses autres organes dans toutes ses opérations, même corporelles, doit faire assez de diette pour consumer toute humeur superfluë. Les esprits en couleront plus aisément dans toutes les partie du corps : & l'ame les en trouvera plus disposez à produire à son gré dans les organes corporels les mouvemens divers qui conviennent à leurs différentes fonctions.

La troisiéme Régle est de ne point passer immédiatement d'une vie déreglée à une vie trop exacte ; mais le faire insensiblement, & ne diminuer que peu à peu du boire & du manger, jusqu'à ce que l'on soit parvenu à une mesure incapable d'offusquer l'esprit, & d'appesantir le corps. C'est ce que tous les Médecins enseignent. Les changemens trop subits pour peu qu'ils soient considérables, causent toujours quelque préjudice. C'eſt comme une ſeconde nature que l'habitude ; on ne s'en défait qu'avec violence pour en ſuivre une toute contraire. Nous reſſentons vivement, & par conſéquent avec peine, & comme quelque choſe d'oppoſé à la nature, tout ce qui l'eſt à la coûtume, tant qu'elle eſt encore dans ſa vigueur. Il ne faut donc s'en défaire que comme par degrez. La mauvaiſe habitude s'affoiblit & ſe déracine peu à peu, comme elle s'étoit enracinée & fortifiée, & un tel changement fait ſi peu de peine dans la ſuite, qu'on ne s'en apperçoit preſque pas.

La quatriéme Régle eſt fondée ſur ce qu'on ne peut déterminer une même quantité de nourriture proportionnée à chaque tempéramment, à cauſe de la difference des âges, des forces & des alimens. Il ſemble donc que pour ceux qui ne ſont plus jeunes, ou qui ſont infirmes, c'eſt d'ordinaire aſſez de douze, treize, ou quatorze onces de ſolide, comme de grain, de viande, d'œufs, ou d'autres mets, ſelon ce qui convient à chacun, & autant ou un peu plus de liquide. C'eſt l'avis de pluſieurs Médecins, fondé ſur la raiſon & l'expérience; & ce n'eſt que pour ceux qui font moins d'exercices de corps que d'eſprit. L'Illuſtre Cornaro approuvoit tellement cette meſure, qu'il ſe la preſcrivit dez l'âge de trente ſix ans, & qu'il s'y tint juſqu'à la fin de ſa vie, qui en fut &

plus longue & plus ſaine. * Pluſieurs Saints Péres des Deſerts qui ne vivoient que de pain & d'eau ne paſſoient point cette meſure, & la preſcrivoient même dans preſque tous leurs Monaſtéres, comme une eſpéce de loy, ſelon ce qu'en écrit Caſſien. Quelqu'un demandoit à l'Abbé Moïſe quelle devoit être, ſelon les régles les plus exactes de la tempérance la meſure ordinaire du manger. Nous ſçavons, lui répondit-il, que nos anciens Peres ont ſouvent traité cette

à Conf. de l'Abbé Moïſe. ch. 12.

* On peut objecter à cela que ceux qui ſont ſous un climat plus froid, tel que le nôtre, ne pourroient ſe paſſer d'une nourriture ſi frugale. C'eſt dequoy l'on ne peut diſconvenir : il ne prétend pas non plus, comme il le dit lui-même, en faire une regle generale. Cela ne va que du plus au moins.

matiére. Aprés avoir examiné les différentes ſortes de tempérance que chacun obſervoit, en ne vivant preſque jamais que de légumes, ou d'herbes, ou de ſimples fruits, ils y ſubſtituérent du pain; mais en même-tems ils en déterminérent la meſure à deux petits, qui ne peſoient en tout qu'une livre. Cette quantité de pain qu'ils détermi-noient à chacun, & qui ſelon eux devoit lui ſuffire par jour, n'étoit donc que de douze onces. La livre chez les Anciens étoit de douze onces preciſément, & non pas de ſeize comme parmi nous.

Quelques-uns croyent que ces petits pains dont parle l'Abbé Moïſe, étoient d'une livre chacun. Pour peu d'attention

que l'on y fasse, on verra clairement que les deux ensemble n'étoient que d'une livre; il vouloit marquer combien pesoient les deux ensemble & non pas séparément. D'ailleurs cette quantité de pain passoit pour une mesure un peu trop
Ch. 21. juste; le même Abbé Moïse le dit au même endroit. Et si ces deux pains eussent été d'une livre chacun, c'eût été deux livres par jour; cette quantité sans doute eût été plus que suffisante, principalement aux plus âgez. A qui pouroit ne pas suffire tant de pain par jour? Pourroit-on dire que qui en auroit mangé deux livres n'en auroit que peu mangé. Il seroit au contraire surprenant parmi nous, qui sommes sous un climat bien

plus froid, que quelqu'un mangeât deux livres de pain dans un seul repas : loin de passer pour sobre, & pour abstinent, ne passeroit-il pas au contraire pour intempérant. De plus ces deux petits pains étoient si peu capables de rassasier, que quelques-uns aimoient mieux s'en-abstenir deux jours, que de manger chaque jour avec les autres, afin de prendre ensuite une double portion, & de satisfaire leur appétit. Le même Abbé Moïse le rapporte au même endroit, & le desaprouve. D'ailleurs qui pourroit dans un repas manger quatre livres de pain sec ; c'est-à-dire, selon eux, quarante-huit onces ; sur tout s'il ne s'applique qu'à des choses spirituelles? Enfin selon ce qu'en rapporte le même Abbé, dans le tems que Sérapion n'étoit encore qu'enfant; mais qui dans la ſuite devint Abbé lui-même; aprés avoir mangé avec les autres deux petits pains à trois heures aprés midi, il avoit encore faim, & en déroboit un troiſiéme qu'il mangeoit ensuite en ſecret. Y a-t-il jamais eû d'enfant qui ait pu manger trois livres de pain par jour? Il paroît donc conſtant, que chacun de ces petits pains n'étoit que de ſix onces, & que les deux enſemble n'étoient à peu prés que d'une livre.

Si ces Péres jugeoient par une longue expérience que ce fût aſſez par jour de douze onces de pain ſans autre choſe, & qu'ils ſoient même parvenus par cette diette à la plus extrê-

me

me vieillesse, dans une parfaite santé, & dans une entiére vigueur de tous leurs sens; combien plus peuvent suffire six ou sept onces d'autres choses plus agréables au goût, & plus succulentes que du pain sec. On peut ajoûter qu'ils ne bevoient que de l'eau, & que l'eau ne nourrit point comme la biére & le vin. Enfin l'expérience fait voir clairement qu'il y a bien des gens qui mangent & boivent bien moins, & qu'ils ne laissent pas d'être suffisamment nourris. *

Quoy que le régime dont nous ayons parlé jusqu'icy regarde plus les personnes infirmes ou âgées que les autres,

* Supposé, comme il le sous-entend, toutes choses d'ailleurs égales.

je croy cependant qu'il ſeroit aiſé de prouver qu'il pourroit encore ſuffire à ceux qui ſe portent bien, qui ſont d'un tempérammment robuſte, & même dans la fleur de leur âge ; s'ils ſont appliquez à l'Oraiſon, à l'étude, ou à d'autres choſes de ce genre. La preuve en eſt dans une infinité d'exemples de Saints, qui même dez l'âge de quinze ou vingt ans s'en ſont tenus à cette meſure, & quelquefois à moins ; quoy qu'ils ne vécuſſent que de pain & d'eau, ou d'un peu d'herbes & de légumes. Quelques-uns vivoient & très-long-tems & très ſainement, au milieu même de grandes peines d'eſprit, & de corps. On le peut voir dans pluſieurs dont la vie eſt écrite. Nous en rapporterons quelques-unes dans la ſuite. Il y avoit même quantité de Monaſtéres où cette meſure étoit preſcrite comme une loy commune aux plus jeunes & aux plus âgez, & comme une meſure qui d'ordinaire devoit ſuffire à chacun d'eux également. Ces Péres donc qui avoient une grande expérience de ces choſes-là, & qui ſçavoient parfaitement ce que demande la nature, jugerent que cette meſure ſuffiſoit à tout âge. C'eſt l'avis de notre Auteur : il le prouve même par ſon exemple : il commença ce régime dez l'âge de trente-ſix ans.

Quelques-uns objectent que le potage emporte ſouvent des huit ou neuf onces, & que comme il n'en reſte plus alors que trois ou quatre de pain ou d'autre nourriture, il faudroit ou ne point manger de potage ou ne manger presque rien autre chose. Pour prévenir cet inconvénient, il n'y a qu'à manger moins de potage, & proportionner tellement le solide avec le liquide, en les pesant séparément que le tout ensemble ne passe point la mesure prescrite. Mais notre dessein n'est pas de descendre dans ces minuties : il nous suffit d'avoir fait voir en général que cette mesure est raisonnable.

La cinquiéme Régle regarde la qualité des alimens ; mais il n'est pas nécessaire de s'en mettre fort en peine, quand on se porte bien, & que la nourriture que l'on prend convient à la nature. Preſque toutes les viandes dont on uſe d'ordinaire conviennent à ceux qui ſont d'un bon tempéramment; pourvu que l'on y garde une juſte meſure. Tel peut vivre, & très-long-tems, & très-ſainement de pain, de lait, de beure, de frommage * & de biére ; principalement s'il y eſt accoutumé dez l'enfance. Mais il faut s'abſtenir de toutes choſes mal-ſaines quelque agréables qu'elles puiſſent être, quand ce ne ſeroit que de crainte d'en pren-

* Il faut cependant demeurer d'acord qu'à l'égard du fromage, comme dit l'Ecole de Salerne, qui moins en mange eſt le plus ſage ; auſſi-bien que de la noix dont elle dit au même endroit, qu'une vaut mieux que deux ou trois. Rien ne cauſe plus d'obſtruction que l'un, & plus d'indigeſtion que l'autre.

dre par excés. Presque toutes les choses trop grasses sont contraires à la santé. Elles relâchent trop l'estomac, elles en desunissent les forces qui ne sçauroient être trop réunies, elles empêchent la digestion des autres alimens : elles les font descendre de l'estomac demy digérez : elles envoyent à la tête quantité de fumées qui causent des espéces de vertiges, des toux, des asthmes, & d'autres maux de poitrine. Si les alimens enfin ne se digérent pas parfaitement, & en autant de tems qu'il en faut pour une parfaite digestion, quelque bon estomac qu'on puisse avoir, ils se tournent en mauvaises humeurs, & ces humeurs en bile, & en cruditez toutes matieres de fiévres.

Ceux donc, principalement, qui s'appliquent à l'etude, doivent manger sobrement: & proportionner le pain à ce qu'ils mangent d'ailleurs; pour empêcher au moins en partie, les mauvais effets qui pourroient en arriver; * comme les fluxions de tête, les vapeurs, les vertiges, les toux, les indigestions d'estomac, les enflûres, les coliques, les tranchées, ou tout ce qui peut d'ailleurs être contraire au corps & à l'esprit. Ce seroit une folie d'acheter au prix de tant & de si grandes incommoditez un plaisir aussi vil & d'aussi peu de durée que celuy du boire & du manger. Rien ne

* Le pain empêche les autres alimens de se corrompre, de gâter l'estomac, & de rendre par conséquent l'haleine mauvaise,

marque davantage que l'on en eſt l'eſclave que de s'y ſatisfaire à peine d'en être incommodé. Ce n'eſt pas que l'on ne doive jamais uſer de ces ſortes d'alimens quelque ſobrement qu'on en uſe, comme font ſcrupuleuſement quelques-uns qui ne mangent ni choux, ni oignons, ni pois, ni féves, ni fromage, de crainte d'amaſſer des humeurs mélancoliques, bilieuſes, gluantes, & capables de gonfler; c'eſt ſeulement que l'on ne doit en prendre qu'avec modération. Quand on n'en prend que peu ou rarement, ils ne peuvent incommoder, principalement s'ils ſont agréables au goût : & ſouvent ceux qui nuiſent par leur excés ſont utiles à la nature dans un uſage modéré.

De

De toutes les ſortes d'alimens aucun ne convient mieux aux perſonnes infirmes ou avancées en âge, qu'une eſpéce de pannade avec un ou deux œufs : on peut vivre de cela ſeul, & d'une vie auſſi longue que ſaine. Notre Auteur le prouve par ſa propre expérience. Les Italiens nomment pannade une eſpéce de boüillie faite de pain & d'eau & de jus de viande cuits enſemble. Cette nourriture eſt une eſpéce de chyle preſque auſſi fait que celuy qui ſe forme dans l'eſtomac par la coction des viandes. Cette pannade eſt compoſée de choſes très tempérées : elle n'eſt point ſujette comme pluſieurs autres à ſe corrompre dans l'eſtomac : Enfin il s'en forme un ſang pur, & dans une juste quantité.

On peut même aisément y ajouter de quoy la rendre ou plus chaude ou plus nourrissante. Aussi le Sage dit-il que » le pain & l'eau sont le fondement de la nourriture de » l'homme. Il veut faire entendre par là que ces deux choses sont les plus propres à soutenir & à conserver la vie : on pourroit au moins se passer de viande ou de poisson, & de tout ce qui peut d'ailleurs exciter l'appétit.

Eccl. 26.

Plutarque n'aprouve pas l'usage de la viande. On doit » beaucoup, dit-il, en apprehender les cruditez, elle charge » extrémement dez que l'on en » a mangé & elle laisse dans la » suite de fâcheux restes. Il eût » été bien plus avantageux d'acoutumer la nature à n'en

Liv. du soin de conserver la santé.

point desirer. La terre pro- « duit assez de choses nourris- « santes & agréables, & qui « pour la plûpart n'ont pas be- » soin d'aprêt, & que l'on « peut cependant diversifier « d'une infinité de manieres. « Plusieurs Médecins sont de cet avis, & l'expérience l'autorise. Il y a beaucoup de Nations chez qui l'usage de la viande est très rare, & qui ne vivent principalement que de ris & de fruits : ils n'en vivent cependant que plus long-tems & plus sainement. Les Japonnois, les Chinois, plusieurs Régions de l'Affrique, & même les Turcs sont de ce nombre. On le voit d'ailleurs en une infinité de Laboureurs & de gens de métier, qui d'ordinaire ne vivent que de pain, de beurre, de boüillie, de légumes, d'herbes, de fromage, * & ne mangent de la viande que très rarement; ils ne laissent pas d'être sains & robustes, & de vivre très long-tems. On le peut voir encore dans l'histoire des anciens Péres des Deserts, & de tous les Religieux de ce tems-là.

La sixiéme Régle est de s'abstenir d'une trop grande variété de viandes, & assaisonnées d'une maniére trop recherchée. Disarius très sçavant Médecin, & Socrate, avertissent de s'abstenir de ces sortes de mets & de boissons, qui excitent l'envie de manger & de boire, au de-là même du nécessaire. C'est la plus commune maxime des Médecins. Cette varieté excite tou-

Saturnales de Macrobe. liv. 7. ch. 4.

* Mais il faut remarquer que ce fromage est d'ordinaire tout frais, & par consequent bien moins mal-faisant que les autres,

jours un nouvel appétit : & quoy que souvent on mange trois ou quatre fois plus que le besoin ne le demande, il ne semble presque jamais que l'on ait assez mangé. De plus comme les différens mets sont de nature différente, peu convenable au tempérament, souvent contraire, parmy ces divers alimens, les uns se digérent plutôt que les autres. C'est ce qui cause de prodigieuses cruditez dans l'estomac, & quelquefois d'entiéres indigestions, des enflures, des douleurs d'entrailles, des coliques, des obstructions, des maux de reins, la gravelle. Cet excés donc, & cette diversité de nourriture, causent dans toute la masse du Chyle dont se forme le sang, des cruditez qui ne peuvent que se corrompre. „ Valériola fameux Médecin „ dit, que rien n'estplus contrai- „ re à la santé qu'une nourritu- „ re trop abondante & trop di- „ versifiée dans un même repas. On peut encore voir là-dessus quantité de choses dans Macrobe. [a] Xenophon [b] marque, que la maniére de vie de Socrate étoit si simple & si frugale, quepar rapport à la dépense il n'y avoit personne qui ne pût aisément vivre de la même maniére : il n'en coûtoit presque rien. Athenée [c] nous apprend qu'un certain Phabin n'avoit vécu toute sa vie que de lait, *& que quantité d'autres vivoient d'une nourriture

a l'endroit cité, un peu plus haut.

b Liv. des dits & des faits de Socrat.

c Theophraste. liv. 2.

* Le sçavant Monsieur Bayle de Toulouze a fait un excellent Traité Latin sur l'usage du lait pour rétablir les éthiques.

presque aussi simple. Pline rapporte que pendant vingt ans que Zéroastre avoit passez dans le Desert, il n'y avoit vécu que de fromage, * & que néanmoins tout étoit en luy si tempéré, qu'il ne ressentoit point le poids de ses années. Enfin dans tous les siécles passez, ceux qui n'ont usé que d'alimens simples & dans une juste quantité, ont vécu plus sainement & plus long-tems que les autres. On le remarque même encore dans toutes sortes de Nations.

L. 11. c. 42.

La septiéme Régle est que comme toute la difficulté de déterminer & de garder cette juste mesure, vient de l'appé-

* Il y a bien de l'apparence que c'étoit du fromage tout frais, rien n'est plus mal sain que tout autre.

tit ſenſuel, chacun doit être perſuadé que l'envie de boire ou de manger, n'eſt que trop capable de ſéduire : & que par conſéquent ce ne doit nullement être une régle pour trouver la meſure dont il s'agit : En voici quatre raiſons.

La premiére, c'eſt que la nature n'a donné à l'homme, & même aux autres animaux l'appétit * des alimens que pour la conſervation de chaque animal particulier, & pour la propagation de ſon eſpéce. Ceux donc qui veulent vivre chaſtement, & n'être point accablez d'humeurs, qui ne peuvent cauſer que des maladies, ne doivent point ſuivre

* Avec cette difference, que ce qui ſe fait dans les hommes avec ſentiment, ne ſe fait dans les bêtes que machinalement.

entiérement leur appétit, & doivent retrancher tout ſuperflu.

La ſeconde raiſon, c'eſt qu'il y a ſouvent dans l'eſtomac quelque humeur maligne qui fait deſirer beaucoup plus qu'il ne convient à la ſanté, comme dans la faim canine, & lorſque quelque ſuc acide ou mélancolique, s'eſt attaché aux membranes de l'eſtomac. En pareils cas, il ne faut point ſuivre ſon appétit. Si ce ſont de telles cauſes qui excitent une faim violente & une ardente ſoif, on doit avoir recours aux remédes de la Médecine ; mais ſi cette ſoif & cette faim ſont modérées, elles ne méritent pas qu'on y faſſe attention.

La troiſiéme raiſon, c'eſt que la diverſité des viandes réveille toujours l'appétit par des goûts tout nouveaux, & par de nouveaux assaisonnemens. Tous ceux qui ont soin de leur santé doivent donc éviter une telle variété de mets, & ces assaisonnemens trop recherchez; tous les Médecins l'enseignent ainsi. Comment toutes ces viandes de nature si différente, chaude, froide, séche, humide, bilieuse, flégmatique, facile ou difficile à digérer, &c. pourroient-elles former un chyle pur & uniforme? *

La quatriéme & derniére raison, est que comme l'idée que l'on se forme des viandes est toujours agréable, dez qu'elle est tant soit peu forte,

* Et comment un sang formé d'un chyle composé de parties si hétérogénes pourroit-il être dans un équilibre parfait, sans quoy l'on ne peut être dans une parfaite santé.

elle excite l'appétit, comme l'idée de choses que l'on n'ose nommer en excite le desir. Quoy que l'imagination ait plus de force dans ces choses-cy que dans les autres, cependant elle n'en a que trop encore dans ces autres, comme l'expérience l'apprend, principalement à la vüë & à l'odeur de certaines viandes. Il faut donc faire ensorte de corriger une telle imagination; pour pouvoir modérer ensuite bien plus facilement le desir qui n'en est qu'une suite, puisqu'il n'a pour objet que ce que cette imagination répresente comme agréable. Entre autres moyens d'y parvenir, en voicy deux qui peuvent beaucoup y contribuer.

Le premier est d'éviter la

vûë de ces ſortes de viandes, de peur que leur vûë & leur odeur ne réveillent l'imagination, & ne donnent envie d'en goûter. La préſence d'un tel objet fait naturellement impreſſion ſur la puiſſance qui y a rapport. Il eſt beaucoup plus difficile de contenir ſon appétit à la préſence des viandes, que de ne les point deſirer, quand elles ne ſont pas préſentes. Il en eſt de même de tous les autres objets qui peuvent faire plaiſir à l'ame par l'entremiſe des ſens. *

Le ſecond moyen eſt de ſe répréſenter ces choſes qui excitent l'appétit, non comme capables de flatter le goût &

* Auſſi Jeſus-Chriſt nous dit-il, que qui aime le péril y périt.

l'odorat, telles qu'elles paroissent actuellement ; mais comme sales, dégoûtantes, d'une odeur détestable, telles qu'elles vont devenir.

Rien ne paroît ce qu'il est véritablement, que lorsqu'il est revenu à l'état où il étoit à son origine : ce n'est qu'alors que l'on y découvre ce qui y étoit caché sous une fausse apparence. Qu'y a-t-il de plus dégoûtant, & d'une plus mauvaise odeur que les mets les plus délicieux, quelque peu d'altération qu'ils ayent soufferte dans l'estomac ? Plus la nourriture est exquise, plus elle est sujette à se corrompre, & plus l'odeur en est ensuite insuportable. Si la plûpart de ceux qui ménent une vie délicieuse n'ont soin de porter ſur eux quelque eſpéce de parfum, on s'appèrçoit dez cette vie de l'état de corruption où leurs corps ſeront après leur mort. C'eſt ce qui eſt encore plus ſenſible dans de certaines fonctions auſſi indiſpenſables que naturelles, quoy que trés humiliantes, & dans l'haleine de la plûpart de ceux qui vivent d'une vie trop délicieuſe & trop ſenſuelle. Il n'en eſt pas de même des Péïſans & des gens de métier qui ne vivent que de pain, de fromage, & d'autres alimens vulgaires; quand ils en uſent moderément. * Dieu l'a voulu ainſi,

* On a remarqué dans de certains Hôpitaux, que tant que l'on n'y donnoit aux pauvres que des nourritures de laitage, on ne s'appercevoit point de cette corruption, & qu'on ne commença de s'en appercevoir que lorſque l'on eut commencé à leur donner de la viande.

afin de nous apprendre à mépriſer les délices & à nous contenter de vivres ſimples. Il faut donc ne penſer à ces choſes-là que de cette maniére, afin d'y accoûtumer ſon imagination.

CHAPITRE IV.

On répond à quelques doutes & à quelques objections.

MAIS, dira-t-on, ne faut-il pas du moins changer de régime ſelon les ſaiſons? Il ſemble que l'on doive manger davantage l'hyver que l'été. L'hyver, dit Hypocrate, les eſtomacs ſont plus chauds : le froid qui les ſaiſit au dehors en fait retirer la chaleur de la circonférence au centre, c'eſt-à-dire, au cœur. L'Eſté, ils ſont plus languiſſans par une raiſon contraire; la chaleur pouſſée du centre à la circonférence ſe diſſipe. Il ſemble par la même raiſon que l'hyver il faille prendre des alimens ſecs & chauds; parce que la pituite alors plus abondante ne peut ſe diſſiper: & que l'été l'on doive en prendre d'humectans & de rafraîchiſſans; parce que la chaleur de l'air dont on eſt entouré diſſipe beaucoup d'humeurs & deſſéche le corps.

Il paroît véritablement, de l'aveu même des Médecins, que l'on doit en uſer de cette maniére, autant que l'on le peut commodément. Si l'on a beſoin d'une nourriture plus ſéche, comme en hyver, & quand

quand il a plu long-tems, il est aisé d'augmenter de quelque chose le manger, & de diminuer le boire à proportion, & même les alimens qui ont un peu trop de suc. Si l'abondance de la boisson & des alimens qui ont beaucoup de suc fait du bien dans un tems sec, elle ne peut qu'incommoder, quand on a respiré quelques jours un air trop humide & trop froid : cette sorte d'air cause des fluxions, des toux, des enroüemens. Quand on a besoin d'une nourriture plus humectante, on n'a qu'à mêler avec le vin un peu plus d'eau, ou prendre au lieu de vin un peu de biére : c'est une boisson qui humecte & qui rafraîchit assez. Il ne paroît pas que les Saints Péres eussent beaucoup d'égard à cette différence de ſaiſons : ils régloient pour toute l'année une même ſorte de nourriture, & dans la même quantité : & ils en vivoient plus long-tems. A préſent on a plus d'égard dans les Monaſtéres à ce qui convient à la ſanté. Mais ſi l'on y donne des mets conformes aux ſaiſons, ceux qui veulent vivre ſobrement peuvent choiſir entre autres ceux qui leur ſont plus convenables. En ce cas là, dira-t-on, lequel vaut le mieux de prendre en un ſeul ou pluſieurs repas, cette quantité de nourriture dont nous avons parlé ?

Encore que ceux d'entre les Anciens qui ont eu beaucoup de ſoin de garder la tempérance, ſe ſoient contentez d'un ſeul repas par jour, & même après le soleil couché, ou à trois heures après midy, comme Cassien le rapporte, plusieurs croyent cependant qu'en un âge avancé il vaut mieux faire deux repas, mais toujours sobres, à cause de la foiblesse qui accompagne un tel âge. Loin de se surcharger de nourriture, la digestion s'en fera plus aisément. On pourra donc en prendre sept ou huit onces à dîner, & le soir trois ou quatre, ou sept ou huit le soir, & trois ou quatre à dîner selon sa commodité. Tout dépend principalement de la complexion & de l'habitude. Si l'estomac est rempli de pituite froide & lente, il paroît plus à propos de ne manger qu'une fois le jour. Il faut beaucoup plus de tems pour cuire ces cruditez & pour les diſſiper. C'eſt ce que l'expérience en a fait connoître très-clairement. Quand même on croyroit ne devoir manger que le ſoir, il ne faudroit pas laiſſer de prendre à midy quelque choſe, & de nature à deſſécher la trop grande humidité de l'eſtomac : ou ſi l'on dîne à midy, il faudra prendre quelque choſe le ſoir, comme un peu de pain avec quelques raiſins ou choſes ſemblables. Plus on avance en âge, plus on doit avoir ſoin de corriger cette humidité de l'eſtomac & de la tête. La » Sageſſe, dit un Ancien, re» ſide en un lieu ſec, & non » en un lieu marécageux & » plein d'eau ; c'eſt ce qui fait » dire à Héraclite, que l'ame du » Sage eſt comme une lumiére » ſéche.

Quelqu'un objectera peut-être que de sçavans Médecins n'approuvent pas une maniére de vivre si mesurée, de peur que l'estomac ne se resserre & ne s'accoûtume tellement à cette quantité précise, que pour peu que l'on la passe, il n'en ressente une pesanteur considérable, & que cela ne l'oblige de s'étendre plus qu'à l'ordinaire. Pour éviter cet inconvénient, ils conseillent de ne pas s'en tenir toujours si scrupuleusement à la même quantité de nourriture, mais d'en prendre quelquefois plus, quelquefois moins. C'est ce qu'il semble qu'Hypocrate confirme. Un vivre trop mesuré, dit-« il, est dangereux, même aux « personnes saines, pour peu que « l'on en passe les bornes or- «

Aphor. 1. Sect. 1.

» dinaires, on n'en eſt que plus
» expoſé à s'en trouver incom-
» modé. Il y a donc moins de
» danger de manger un peu
» plus qu'un peu moins qu'il ne
» faut.

Ce paſſage dont quelques Médecins ſe prévallent, ne regarde que ceux qui ne peuvent obſerver cette uniformité de régime, à cauſe des fréquentes occaſions de feſtins qu'ils ne peuvent ou ne veulent pas éviter: & qui ne ſont point aſſez maîtres de leur bouche, pour pouvoir garder une tempérance uniforme dans de ſi fréquentes occaſions d'intempérance, principalement lorſque les autres les ſollicitent par leur exemple à donner quelque choſe à la nature. Si pour lors ils mangent par excés, ils s'en trouvent incommodez. On vient d'en rapporter la véritable raison : c'est ce qui n'arrivera point à ceux qui sont capables d'éviter ces occasions d'excés, & de garder un régime de vie suivi. Rien ne leur convient mieux, principalement s'ils sont d'une compléxion délicate, ou d'un âge avancé. L'expérience & la raison ne permettent pas d'en douter. Il n'importe même de passer de quelque peu cette mesure ; pourvu que ce soit rarement. De si petits excés ne sont pas fort capables d'incommoder, pourvu qu'ils ne soient pas fréquens, & qu'immédiatement après on revienne à son régime ordinaire. Si l'on mange plus que de coûtume à dîner, il faut ou ne point souper, ou souper plus légérement. Si l'on a trop mangé à souper, il faut le lendemain moins manger à dîner, ou ne point dîner du tout. Un tel inconvenient n'est donc pas si considérable, que pour le prévenir on doive éviter une vie de régime.

Mais s'il arrivoit trop souvent que l'on mangeât avec quelque sorte d'excés quelque léger même qu'il fût d'ailleurs, il pourroit être fort dangereux, sur tout à ceux dont nous venons de parler, & qui seroient accoûtumez à vivre de régime. Notre Auteur nous l'apprend par son exemple même. Il rapporte dans son Traité, que depuis l'âge de trente-six ans, jusqu'à celuy de soixante quinze, il n'avoit pris de nourriture par jour, que douze onces

onces de solide, & quatorze de liquide, & qu'il avoit vécu dans une santé parfaite : qu'ensuite de l'avis de quelques Médecins, & à la sollicitation de ses amis, il avoit ajoûté deux onces de l'un & de l'autre : & que dez le dixiéme jour, ce peu d'augmentation luy avoit causé de très fâcheuses maladies, un fort grand mal de côté, une oppression de poitrine, & une fiévre de cinq semaines. Les Médecins qui l'avoient mis dans cet état jugérent eux-mêmes que c'étoit un homme mort, s'il ne reprenoit son régime ordinaire. Je connois un homme qui depuis plusieurs années ne faisoit qu'un repas, il soupoit, mais il ne prenoit à midy que très-peu de chose, & même quelque chose d'assez ſec. A la ſollicitation de plu-ſieurs perſonnes il prit à midy un peu plus de nourriture & plus humectante. Dix ou douze jours après, ce changement luy cauſa pendant quelques ſemaines de ſi grandes douleurs d'eſtomac & d'entrailles, que l'on croyoit qu'il alloit mourir. Il fut guéri par de grands remédes que luy avoient ordonnez de ſçavans Médecins. Il retomba une ſeconde fois dans la même maladie, & fut guéri par les mêmes remédes. A quelque tems de là il retomba encore malade, pour la troiſiéme fois: il ſe trouva même plus mal qu'à l'ordinaire, & cela quelques jours de ſuite. Il jugea qu'un tel mal ne luy venoit que pour avoir changé de régime.

Après avoir examiné la chose avec beaucoup de soin, il le reprit. Dez le prémier jour, ses maux commencérent à diminuer, & dez le quatriéme, ils se trouvérent tellement diminuez, qu'il ne luy resta plus qu'une grande foiblesse, qui s'en alla même peu à peu par le secours de ce régime. Ce n'est ny la quantité des mets, ny leur délicatesse, qui peut fortifier un tempérament foible, mais une juste proportion d'alimens convenables.

L'Aphorisme d'Hypocrate cité un peu plus haut, n'est point contraire à cecy ; il ne parle que d'alimens si mesurez, & d'ailleurs si peu capables de nourrir, qu'ils ne suffisent pas pour soutenir les forces d'un bon tempérament. Nous parlons icy d'un genre de nourriture convenable à la nature de chacun, ſans en marquer nul de précis, & d'une quantité proportionnée aux forces de l'eſtomac, & propre à maintenir dans une ſanté parfaite.

Mais, dira-t-on, tout le monde ne peut pas garder un régime de vie ſi exact. N'y a-t-il donc point, pour ceux qui en peuvent s'y aſſujettir, quelque autre moyen de ſe conſerver en ſanté, & de vivre long-tems? C'eſt de ſe bien purger au moins deux fois l'année, au printems, & en automne: & de ſe délivrer par là de toute mauvaiſe humeur. Cecy ne regarde que ceux qui d'ordinaire font moins d'exercices de corps que d'esprit, comme les Ecclésiastiques, les Religieux, les Jurisconsultes, & tous les autres gens d'étude. Mais il faut préparer les humeurs à cette purgation ; c'est le sentiment d'habiles Médecins. Elle ne doit point non plus être trop forte, ny de nature à faire d'abord tout son effet. Il faut s'y préparer deux ou trois jours auparavant, par quelque remede qui n'opére que d'une maniére insensible. Cette maniére fait sans doute, & plus d'effet & moins de peine. * Le prémier jour, les entrailles se purgent : le second, le foye : le troi-

* Elle fait moins de peine sans doute, dez que cette opération est insensible : elle fait plus d'effet parce que la nature a plus de loisir de se débarasser de ce qui l'incommode, & que d'ailleurs le corps en est plus fluide.

ſiéme, les vaiſſeaux où il s'amaſſe quantité de mauvaiſes humeurs. * Ceux qui ne vivent pas ſobrement ajoûtent chaque jour quelques cruditez qui paſſent par les vaiſſeaux, & ſe répandent dans toutes les parties du corps qui eſt comme une éponge.

Souvent en un ou deux ans, il s'amaſſe dans le corps plus de deux cens onces de mauvaiſes humeurs, qui font plus de ſix pintes. ** Ces humeurs ſe corrompent par ſucceſſion de

* Cela ne veut dire autre choſe, ſinon que ces mauvaiſes humeurs ne peuvent s'évacuer que ſucceſſivement.

** Mais il ne faut pas croire que de tout ce qui s'en eſt amaſſé pendant tout ce tems-là il ne s'en ſoit point diſſipé d'une maniére ou d'une autre, quand ce ne ſeroit que par l'inſenſible tranſpiration Autrement le corps ne ſeroit preſque plein que de mauvaiſes humeurs.

tems, & causent des maladies, qui avancent la mort de la plûpart des hommes. C'en est presque la seule cause dans tous ceux qui meurent avant l'extrême vieillesse, à la reserve de ceux qui meurent de mort violente. Il meurt en peu de tems par la malignité de ces humeurs, au milieu même de toute sorte de commoditez, une infinité de personnes qui dans une galére, à ne vivre que de biscuit & d'eau, comme les Matelots, auroient pu vivre long-tems & dans une santé parfaite. Pour prévenir ce danger, on n'a qu'à se purger à propos, au moins deux fois l'année. Il ne pourra rester alors beaucoup de ces humeurs, & elles ne seront pas si sujettes à se corrompre. J'ay connu plusieurs perſonnes, qui ſans aucune maladie conſidérable, ſont parvenus par ce moyen juſqu'à l'âge le plus avancé.

CHAPITRE V.

Des avantages de la ſobrieté par rapport au corps.

LA vie ſobre délivre & préſerve l'homme de preſque toutes ſortes de maladies, de cathares, de toux, d'aſthmes, de vertiges, de maux de tête & d'eſtomac, d'apopléxie, de létargie, d'épilépſie, de tout autre accident qui peut attaquer le cerveau, de la goutte, de la ſciatique, de toute crudité, qui cauſe une infinité de maladies. Enfin elle tempére les humeurs, & les maintient dans une juſte proportion. Il n'y a point de maladie à craindre par tout où les humeurs ſont dans une parfaite ſimétrie, dans un équilibre parfait. C'eſt dans cette proportion que conſiſte la ſanté : la raiſon & l'expérience nous l'apprennent de concert. Ceux qui vivent d'une vie ſobre, vivent d'ordinaire d'une vie ſaine : & dans les maux qu'ils ſouffrent, ils ont bien moins à ſouffrir que ceux qui ſont remplis de mauvaiſes humeurs, qui ne viennent que d'intempérance : & il ne leur faut que très peu de tems pour être parfaitement guéris. Je connois quantité de gens naturellement foibles, & ſans ceſſe appliquez à des choſes ſpirituelles, & qui ne doivent qu'à leur tempérance leur grand âge & leur ſanté. Les Saints Péres & quantité de Religieux ſont de ce nombre.

Preſque toutes les maladies des hommes ne viennent que de ce qu'on prend plus de nourriture que la nature n'en demande, & que l'eſtomac n'en peut parfaitement digérer. La preuve en eſt, que la plûpart des maux ne ſe guériſſent que par évacuation. On ne ſeigne, on n'applique les ventouſes, on ne donne de certains remédes, que pour dégager la nature. C'eſt encore pour cette raiſon qu'on ordonne l'abſtinence, & qu'on preſcrit un régime de vie très frugal. Cette maniére de guérir les maladies, prouve qu'elles ne viennent que de réplétion. Les maux ne se guérissent ordinairement que par quelque chose de contraire à ce qui les a causez. Toutes les maladies qui viennent de réplétion, dit Hypocrate, ne se guérissent que par évacuation : & celles qui viennent de trop d'évacuation ne se guérissent que par remplacer ce qui s'est de trop évacué. Mais celles-cy sont rares, si ce n'est dans un long siége, où l'on manque de vivres, ou dans un long voyage de mer, ou dans de semblables occasions. En ce cas-là il faut purger les humeurs que la chaleur naturelle a trop recuites faute d'alimens : ensuite nourrir & fortifier le corps, mais insensiblement : & n'augmenter sa nourriture que peu

Sect. 2. Aph. 22.

à peu. Il faut faire la même chose dans les grandes maladies, pour réparer les forces épuisées par de trop grandes évacuations. Si presque toutes les maladies ne viennent que de ce qu'on prend plus de nourriture que la nature n'en demande, il s'ensuit que si l'on n'en prend que ce qu'elle en demande, on ne sera sujet à presque nulle sorte de maladies. On le peut inférer de ce même passage d'Hypocrate. » *Pour se bien porter, il faut » toujours demeurer sur son ap» pétit, & faire quelque exer» cice.* *

Les cruditez sont la source

* Si pour se bien porter il faut observer ces deux choses, comment à plus forte raison peut-on y parvenir en n'observant ny l'une ny l'autre ?

la plus ordinaire de toutes les maladies. On ne peut tomber malade, dit Gallien, « tant que l'on évite avec ſoin « tout ce qui peut cauſer des « cruditez. L'intempérance en « tuë plus que l'épée. Plu- « ſieurs, dit la ſainte Ecriture, « abbrégent leurs jours par « leur intempérance : au lieu « que par l'abſtinence, ils les « prolongeroient. N'ayez d'avi- « dité, dit-elle un peu aupa- « ravant, en aucun repas, ny ne « vous abandonnez à aucune « ſorte d'aliment. L'excés des « viandes ne fait qu'affoiblir la nature, & cauſer des cruditez qui ſont des ſources de maladies. On nomme crudité ce qui n'a pu ſe digérer parfaitement. Lorſque l'eſtomac ne cuit qu'à demy les alimens, ou parce qu'ils ſont indigeſtes, ou à cauſe de leur trop grande variété dans un même repas ; ou faute d'un tems ſuffiſant pour une digeſtion parfaite ; le chyle qui ſe forme des parties les plus ſucculentes des alimens eſt rempli de cruditez qui cauſent quantité de maux. Elles rempliſſent les entrailles & le cerveau de pituite & de bile : elles cauſent beaucoup d'obſtructions juſques dans les plus petits vaiſſeaux : elles gâtent le tempérament : & rempliſſent enfin tout le corps d'humeurs corrompuës, d'où naiſſent de très fâcheuſes maladies.

Tant que le chyle eſt encore trop cru dans l'eſtomac, & c'eſt ce qu'Ariſtote appelle corruption, & non pas digéſtion, il n'eſt pas poſſible que le ſang puiſſe ſe purifier parfaitement dans le foye ; la ſeconde digeſtion ne peut rectifier la prémiere : & loin que d'un mauvais ſang il puiſſe ſe faire une bonne nourriture, il faut néceſſairement que le tempérament ſe reſſente d'une telle corruption, & qu'on en devienne ſujet à quelques maladies. Cette crudité de chyle eſt encore cauſe que les vaiſſeaux répandus par tout le corps ſe rempliſſent d'un ſang impur, & mêlé de quantité de mauvaiſes humeurs, qui ſe corrompent de plus en plus, s'enflamment à la prémiere occaſion de fatigue, de chaleur, &c. & cauſent de très dangereuſes fiévres, dont une infinité de perſonnes meurent à la fleur même de leur âge. Un bon régime préſerve de tous ces inconveniens. Tant que l'on ne prend de nourriture qu'autant que l'on peut aiſément en faire la digeſtion, on n'a point de cruditez à craindre, il ſe fait un chyle convenable à la nature : de cette ſorte de chyle il ſe fait un ſang pur : & c'eſt le bon ſang qui fait le bon température ; les humeurs en ſont moins ſujettes à ſe corrompre dans les vaiſſeaux. Il ne ſe trouve dans les entrailles, ny obſtructions, ny ſuperfluitez, qui le plus ſouvent cauſent des maux de tête & d'eſtomac, & même des reſſentimens de goutte. Ce régime nous maintient dans un bon température, & dans une ſanté parfaite.

faite. L'un & l'autre dépendent d'une juste proportion, & d'un parfait équilibre d'humeurs, & dans une telle disposition qu'il n'y ait dans nulles parties du corps qui est tout poreux, aucunes obstructions capables d'empêcher les esprits & le sang d'y avoir un cours entiérement libre. Non-seulement la sobriété empêche les cruditez, & tout ce qui en est une suite, elle consume encore les humeurs superfluës, & même bien plus sûrement que les excés du corps. Virinque Docteur en Médecine le fait voir sçavamment. Le travail exerce toujours quelques partie du corps plus que les autres : c'est ce qui souvent trouble les humeurs, échaufe considérablement, & cause des fiévres,

Liv. 5. de la Diette, ch. 3. 4. & 5.

des pleureſies, des fluxions très douloureuſes. L'abſtinence fait ſon effet juſques dans les parties les plus intimes, juſques dans les moindres jointures, & ne fait d'évacuations que d'une maniére auſſi douce qu'uniforme. Elle ſubtiliſe en très-peu de tems les humeurs les plus groſſiéres : elle dégage les pores : elle conſume les ſuperfluitez : elle ouvre les conduits des eſprits : elle rend ces eſprits plus purs, ſans même troubler les humeurs, ſans cauſer de fluxions fâcheuſes; ſans échauffer le corps, ſans mettre en danger de maladies : & l'eſprit même n'en eſt que plus libre dans ſes opérations. On ne peut néanmoins diſconvenir que les exercices du corps qui ne paſſent point de juſtes bornes, & qui ſe font à propos, ne ſoient utiles & même néceſſaires. Mais la plûpart de ceux qui vivent ſobrement, & qui ne s'appliquent qu'aux choſes de l'eſprit n'ont pas beſoin d'exercices de longue haleine, & qui d'ailleurs conſumeroient trop de tems: ils peuvent ſe contenter d'un quart d'heure ou de demie-heure d'une ſorte d'exercice, qu'on peut prendre avant le repas, ſans ſortir de ſa chambre, & qui eſt en uſage chez les perſonnes les plus graves, même chez quantité de Cardinaux, & qui n'a rien d'indigne d'eux. Il ſe fait de deux maniéres, l'une à prendre dans chaque main des poids d'une livre, ou d'une livre & demie chacun, & de ſe ſecoüer les bras de toutes ſortes de ſens, comme ſi l'on combattoit en l'air. L'autre maniére conſiſte à prendre des deux mains un grand bâton, où il y ait à chaque bout une livre, ou une livre & demie de plomb, & laiſſant entre les deux mains un intervalle de quatre pieds, ſe ſecoüer les bras, comme on vient de le dire, ou ſeulement autour de ſoy. Rien n'exerce mieux les muſcles de la poitrine & des épaules, & ne diſſipe mieux les humeurs qui embaraſſent les jointures. * On peut voir ce que dit Mercurial de ces deux ſortes d'exercices & de quelques autres.

Traité des exercices du corps.

* Rien n'eſt donc plus propre à délaſſer. La laſſitude ne vient que d'humeurs qui embaraſſent les jointures & les muſcles, & qui les empêchent de ſe mouvoir dans une entiere liberté.

CHAPITRE VI.

Suite des avantages de la vie ſobre par rapport au corps.

LA vie ſobre préſerve des maladies qui viennent de crudité & de corruption, & précautionne même contre leurs cauſes extérieures. Ceux dont le corps eſt pur & les humeurs tempérées, ne ſont pas ſi ſujets à ſe trouver incommodez de chaleur, de froid, de fatigue, ny de rien de ſemblable, que ceux qui ſont chargez de mauvaiſes humeurs : & s'ils en reſſentent quelque incommodité, ils en ſont plus aiſément & bien plutôt guéris. Il en eſt de même quand on ſe fait quelque contuſion, ou qu'on ſe démet, ou que l'on ſe rompt quelque os. Il ne ſe jette point d'humeurs ſur la même partie offenſée, ou il ne s'y en jette que très peu : & rien n'eſt plus capable d'en empêcher la guériſon, & de cauſer même de vives douleurs, & de grandes inflammations, que lors qu'il s'y fait quelque dépôt.

Art. 11. de ſon Traité.

Notre Auteur le prouve bien clairement par ſa propre expérience. La vie ſobre préſerve de la peſte. Tant que le corps eſt pur, on réſiſte plus aiſément à un tel venin. C'eſt cette frugalité qui préſerva Socrate de la peſte, dont Athénes fut ſouvent ravagée.

Laerce Vie des Philoſ. liv. 2.

La vie ſobre guérit tous les maux qui peuvent ſe guérir,

& adoucit les autres. On éprouve même tous les jours que l'esprit n'en est que plus en état d'agir. Les ulceres du poulmon, les schirres * du foye ou de la rate, la pierre qui se trouve quelquefois dans les reins ou dans d'autres parties ; l'intempérie d'entrailles, quelque invétérée qu'elle pût-être, & l'eût-on de naissance, les descentes, les autres accidens de cette nature, n'empêchent point de vivre long-tems, d'être toujours dans une parfaite sérénité d'esprit, & en état de s'appliquer à des choses qui n'ont point de rapport aux sens. Rien n'est plus capable d'irriter ces maux, & de faire mourir en peu de tems que l'intempérance.

* Ou corps étrangers.

Mais les incommoditez sont très-rares & très aisées à supporter dans le cours d'une vie de régime.

CHAPITRE VII.

Que la sobrieté fait vivre long-tems : & qu'elle rend l'esprit & le corps plus libres dans leurs opérations.

QUAND on on a vécu sobrement, on meurt presque sans peine, & de pure défaillance de nature. Les anciens Péres qui vivoient, les uns dans les Deserts, les autres dans des Monastéres, ont vécu très long-tems, quoy qu'il vécussent très durement. Leur extrême sobriété leur faisoit même

même trouver des délices dans une vie qui d'ailleurs n'étoit rien moins que délicieuse. S. Paul premier Hermite, saint Antoine, S. Paphnuce, Hilarion, S. Jacques l'Hermite, originaire de Perse, S. Macaire, S. Arséne Précepteur de l'Empereur Arcade, saint Simeon Stylite, dont l'abstinence & les travaux paroissent si fort au dessus de la nature humaine, S. Romual Italien [1], S. Udalric Evêque de Padouë, S. François de Paul, saint Martin Archevêque de Tours, S. Epiphane, S. Augustin, saint Rémy [2], le vénérable

1. Fondateur des Camaldules.

2. Archevêque de Reims. De tels exemples sont d'autant plus admirables que la vie en elle-même la plus laborieuse & la plus pénible, est celle d'un Evêque qui connoît ses devoirs, & qui sçait les remplir.

Béde ; & un grand nombre d'autres, même de notre siécle, & de l'un & l'autre sexe, dont il seroit trop long de rapporter les noms, ont vécu la plûpart de la maniére du monde la plus austére, ils n'ont pas laissé de vivre, les uns au moins soixante dix ans, d'autres quatre-vingt, d'autre cent, quelques autres même jusqu'à six-vingt.

On ne sçauroit dire que ce n'ait point été par la force de la nature, mais par un don surnaturel, que ces sortes de personnes soient parvenuës à un si grand âge ; on en a vu trop d'exemples, à la réserve de ceux qui sont morts d'accident. Il y a bien de l'apparence que S. Jean l'Evangéliste, seul des Apôtres qui ne soit point mort de mort violente, a du moins vécu cent ans. S. Simeon en avoit six-vingt quand il souffrit le martyre. S. Denys l'Areopagite en avoit plus de cent, S. Jacques le plus jeune en vécut quatre-vingt seize, quoy que dans de continuels jeûnes & dans une priére continuelle. La longue vie n'est pas un don qui ne soit réservé qu'aux Saints. Les Brachmanes même chez les Indiens, ceux des Turcs qui font profession de suivre exactement les superstitions de Mahomet, & qui ménent une vie très abstinente & très austére, ne doivent leur grand âge qu'à leur grande frugalité. Les Esséniens, dit Josephe, vivoient « très long-tems, plusieurs « d'entre-eux parvenoient à «

Guerre des Juifs l. 2. c. 2.

» l'âge de cent ans par la sim-
» plicité, & le bon réginle de
» leur vie : Ils ne vivoient que
» de pain & de boüillie. Démocrite & Hypocrate vécurent cent cinq ans, Platon plus de quatre-vingt.

Enfin quand l'Ecriture dit,
Eccl 37. que l'abstinent vivra long-tems, elle parle en généralde quiconque garde l'abstinence, & non pas des Saints seulement. J'avouë néanmoins que les impies, principalement les homicides & les blasphémateurs ne vivent pas long-tems pour la plûpart, quelque tempérez d'ailleurs qu'ils puissent être dans leur maniére de vivre. La justice de Dieu ne manque jamais de les poursuivre. Au moins ne meurent-ils point de corruption d'hu-

meurs, mais d'une mort violente. Pour revenir aux intempérans, il est certain qu'ils ne sçauroient vivre long-tems. Rien n'épuise tant les esprits & n'est plus capable d'affoiblir & de détruire la nature.

Mais, dira-t-on, l'intempérance de quelques-uns ne les empêche pas de parvenir à l'âge le plus avancé. Ces exemples sont rares : & d'ordinaire ces sortes de personnes ne sont pas d'un tempérament bien robuste. La plûpart de ceux qui mangent beaucoup meurent avant le tems: & si ceux qui vivent sans régle vivoient d'une vie réglée, leur vie en seroit sans doute & plus longue & plus saine : & ils seroient plus en état de faire usage de ce qu'ils peuvent avoir,

& d'esprit & d'érudition. Il n'est pas possible qne ceux qui ne vivent pas frugalement ne se remplissent de mauvaises humeurs, & ne soient souvent attaquez de maladies, & que sans faire tort à leur santé, ils puissent s'appliquer long-tems à des choses qui demandent quelque contention d'esprit. Toute la force de la nature & des esprits doit être occupée à la coction des alimens : & si l'on détourne avec violence ce que ces esprits ont de vigeur, cette coction ne se fera que très-imparfaitement, & ce sera la source de beaucoup de cruditez ; la tête se remplit de vapeurs qui offusqueront l'esprit, & causeront même de la douleur, si l'on s'applique trop fortement. Ces sortes de perſonnes ont ſouvent beſoin d'exercices corporels, ou des remédes capables de dégager le corps : & quelque long-tems qu'il vivent c'eſt toujours peu, du moins par rapport à l'eſprit, & à ſes fonctions. La plûpart de leur vie eſt employée à des beſoins corporels. C'eſt la chair qui devroit être l'eſclave de l'eſprit ; c'eſt au contraire leur eſprit qui eſt l'eſclave de leur chair. Une telle vie convient-elle à un homme, principalement à un Chrétien, qui dans l'uſage des choſes ſenſibles ne doit avoir que des objets tous ſpirituels, & mortifier continuellement ſes ſens & ſes paſſions?

Si ceux qui ſont d'une complexion délicate vivent de régime, ils ſont bien plus ſurs de vivre long-tems & en ſanté, que ceux qui ſont les plus robuſtes, & qui vivent dans l'intempérance. Ceux-là n'ont point de mauvaiſes humeurs, ou du moins en telle abondance qu'elles puiſſent cauſer des maladies : ceux-cy ſe rempliſſent néceſſairement, dans le cours de quelques années, de quantité d'humeurs, qui ſe corrompent de plus en plus, & qui deviennent des occaſions de maladies fâcheuſes, & ſouvent mortelles. Ariſtote marque dans ſes Problémes qu'un certain Philoſophe nommé Hérodique, quoy qu'il fût d'un tempéramment très foible, & qu'il fût même éthique, avoit vécu cent ans, par le moyen d'un bon régime. Platon en fait auſſi mention. Galien rapporte qu'il y avoit de son tems un certain Philosophe, qui avoit fait un Livre où il prétendoit enseigner l'art de vivre sans vieillir, jusqu'à l'âge le plus avancé. Galien prouve clairement que cette prétention est vaine & chimérique. Ce Philosophe fait voir par sa propre expérience que cet art luy avoit au moins servi à prolonger sa vie. A l'âge de quatre-vingt ans où il étoit si épuisé qu'il n'avoit plus que la peau & les os, il trouva le moyen par cet art qui consistoit uniquement dans un régime particulier, de vivre encore long-tems : & il ne mourut que d'éthisie & de langueur. Galien rapporte encore que ceux qui ne sont « point naturellement d'une «

» complexion délicate peuvent » par le ſecours de ce même » art parvenir à l'âge le plus » avancé dans une entiére li- » berté de leurs ſens, & même » exemts de toute maladie & » de toute douleur. Quoy que » je ſois, ajoûte-t-il, naturelle- » ment mal-ſain, & que ma » profeſſion ne m'ait pas per- » mis de vivre toujours d'un » régime uniforme, depuis l'âge » de vingt-huit ans que j'ay mis » cet art en uſage, je n'ay eu » aucune maladie, ou tout au » plus que quelque fiévre é- » phémére * qui ne venoit que » de fatigue.

Ceux qui vivent de régime, non-ſeulement parviennent à l'âge le plus avancé exemts de maladies & de douleurs,

* C'eſt à dire d'un jour.

ils n'en ressentent pas même à la mort ; ils ne meurent que par une simple dissolution, ou de pur épuisement d'humide radical, comme une lampe qui ne s'éteint que faute d'huile. Une lampe s'éteint ou d'un soufle ou avec de l'eau, ou manque d'aliment : la vie de l'homme est comme une lampe qui peut s'éteindre ou par une violence étrangére, ou par une abondance de mauvaises humeurs, ou par un pur épuisement de l'humide radical. La chaleur naturelle même n'est que trop capable de s'épuiser par succession de tems ; & c'est ce qui se fait par l'insensible transpiration, à peu prés comme de l'eau ou de l'huile par le moyen du feu. Dans la prémiére & seconde maniére, il se fait une grande révolution dans la nature. Il n'eſt donc pas poſſible que, pour peu que cela dure, on n'en reſſente de grandes douleurs ; comment le tempéramment pourroit-il réſiſter à des effets qui luy ſont ſi contraires ? C'eſt donc alors avec violence que l'ame ſe dégage des liens du corps ? Mais de la troiſiéme maniére, on ne reſſent aucunes douleurs, ou l'on n'en reſſent que de trés légéres. Le tempéramment ſe détruit luy-même d'une maniére inſenſible. L'humide radical, & la chaleur naturelle, les deux prémiers principes de la vie, ſe conſument peu à peu. A meſure que diminuë cet humide radical, la chaleur diminuë auſſi, & dez que l'un eſt conſumé, l'autre s'éteint comme une lampe. C'est de cette maniére que meurent presque tous ceux qui vivent de régime ; à moins que ce ne soit de mort violente. Ils se préservent, par la diette, de tout ce qui pourroit détruire avec violence leur humide radical, ou étouffer leur chaleur naturelle. Rien ne les empêche donc de vivre, jusqu'à ce que ces deux prémiers principes de la vie soient consumez. L'homme mourroit de la même maniére si Dieu cessoit de conserver l'un avec l'autre.

Le cinquiéme avantage de la vie sobre est de rendre le corps léger, agile, libre dans toutes ses fonctions, & dans tous ses mouvemens. La pesanteur, l'accablement, la lenteur dans

les opérations naturelles n
viennent que d'humeurs qu
s'emparent des jointures, &
les abrévent par excés. On
les évite par le moyen de la
diette; il se fait une bonne digestion : il s'en forme un sang
pur, & par conséquent des
esprits aussi purs que ce sang
& qui donnent au corps tout
ce qu'il peut avoir de vigueur
& d'agilité.

CHAPITRE VIII.

Que la vie sobre donne de la vigueur aux sens.

NOus avons rapporté
cinq sortes d'avantages
de la sobrieté par rapport au
corps : voyons présentement

ceux qui se rapportent à l'esprit. Ils peuvent de même se réduire à cinq sortes.

La vie sobre donne de la vigueur à l'esprit, dez qu'elle en donne aux sens extérieurs. La vûë s'affoiblit avec l'âge. Des humeurs superfluës & des vapeurs s'emparent des nerfs optiques, & ne permettent pas aux esprits d'y avoir un cours entiérement libre. La vie sobre prévient un tel inconvenient, on y rémédie de beaucoup par l'abstinence des choses trop grasses, de vins trop forts & trop fumeux, de cidre trop épais, * ou de boissons composées d'herbes aromatiques.

* Il ne s'ensuit pas que le cidre soit plus sain quand il est fait avec plus d'eau que ce qu'il en faut pour le faire ; l'expérience

La ſurdité ne vient non plus que d'une abondance de mauvaiſes humeurs. On y peut rémédier par le moyen de certains remédes, à moins que le mal ne ſoit invétéré & trop enraciné ; mais la vie ſobre en eſt le préſervatif.

Le goût ne ſe gâte que lors que ſon organe eſt abrévé d'humeurs, ou bilieuſes ou acides, ou ſalées, & qui font que tout ce qu'on prend paroît ou amer, ou acide, ou ſalé.

La diette fait trouver plus de goût & même plus de plaiſir aux alimens communs & au pain ſec, que les intempérans n'en trouvent aux mets

prouve le contraire. Cette épaiſſeur dépend de la qualité du fruit. D'ailleurs ſi on le trouve trop fort, on y peut mettre de l'eau, mais ſeulement quand on en veut boire.

les

les plus délicats, & les mieux assaisonnez. Dez que l'on s'est purgé de ces mauvaises humeurs qui gâtoient l'estomac & qui causoient du dégoût, l'appétit revient, & fait que l'on trouve dans les alimens, le vray goût & le vray plaisir que l'on doit y trouver. C'est par le même moyen que l'on conserve les autres sens.

Ce n'est pas qu'un grand âge ne soit tout seul que trop capable d'affoiblir la vigueur des sens, principalement de la vûë & de l'ouye, il s'en faut peu même qu'il ne les détruise entiérement. La bonne constitution des organes aussi bien que des autres parties se détruit peu à peu, à mesure que l'humide radical & la chaleur naturelle se consument. Les senſations ne ſont plus ſi vives, le conduits & les pores ſont remplis d'une pituite froide, qu eſt un fort grand obſtacle aux opérations de l'ame. Un grand âge rend ſujet à quantité de cruditez. La vieilleſſe n'eſ que froideur & ſécchereſſe de tempéramment, cauſées pa l'épuiſement de l'humide radical & de la chaleur naturelle, & neceſſairement ſuivies d'une abondance de pituite froide répanduë par tout le corps.

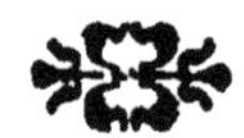

CHAPITRE IX.

Que la vie sobre adoucit les passions.

LE second avantage de la vie sobre, par rapport à l'ame, est de réprimer & d'affoiblir ses inclinations ou ses passions. Cela seul ne rendroit-il pas cette maniére de vie estimable ? Est-il rien de plus honteux que d'être l'esclave & le jouet de sa colere, de son intempérance, de toutes les saillies, de tous les emportemens de son imagination? que de se répandre d'une impétuosité aveugle dans une infâme crapule, & dans d'autres excés encore bien plus infâmes? Eſt-il rien de plus indigne que des excés ſi contraires à la vertu, ſi nuiſibles à la ſanté, & même ſi incompatibles avec l'honneur du monde? La vie ſobre rémédie aiſément à ces maux. Elle ôte une partie des humeurs qui les cauſent, & elle corrige l'autre. Les Médecins, les Philoſophes, & l'expérience nous apprennent que les humeurs ſont en partie la cauſe de telles paſſions.

Ceux qui ſont trop chargez ou de bile ou d'humeurs bilieuſes, ſont ordinairement emportez, & impétueux: ceux qui le ſont d'humeurs mélancoliques ſont à la prémiere occaſion accablez de triſteſſe, ou ſaiſis de crainte, Si ces humeurs s'enflamment dans le cerveau, elles causent la phrénésie & la folie. S'il s'attache quelque humeur acide aux membranes de l'estomac, elle cause une faim continuelle, & fait que l'on devore plutôt que l'on ne mange. Si le sang est trop abondant, ou trop bouillant, on en ressent, d'une maniére plus vive, les pointes de la concupiscence, principalement à l'occasion des objets qui ne sont que trop capables de l'irriter. La raison en est que l'esprit est souvent la duppe de l'imagination : & les images qu'elle se forme sont presque toujours conformes à la disposition du corps & aux humeurs qui y dominent. Les songes des bilieux sont de feux, d'incendies, de guerres, de meurtres : ceux des mélancoliques, de ténébres, d'enterremens, de sépulchres, de spectres, de fuites, de fosses, de toutes choses tristes : ceux des pituiteux, de lacs, de fleuves, d'innondations, de naufrages: ceux des sanguins, de vols d'oiseaux, de courses, de festins, de concerts, de choses même que l'on n'ose nommer. Les songes ne sont que des impressions de l'imagination, quand les autres sens sont assoupis. L'imagination represente d'ordinaire, même pendant que l'on veille, des images qui ont rapport aux humeurs qui dominent, principalement à l'occasion du premier objet qui se présente, avant que la raison régle l'impression qu'il est capable de faire sur l'ame. C'est donc l'excés de ces humeurs qui cauſe tant de deſordres. Comme la bile eſt une humeur très acre & très contraire à la nature, elle répréſente à l'imagination, comme quelque choſe de préjudiciable, quoy que ce ſoit qui puiſſe déplaire dans les diſcours ou dans les actions des autres. Et comme cet humeur eſt ardente & impétueuſe, l'impreſſion qu'elle fait eſt vive & forte: on veut repouſſer promptement ce qui fait de la peine, & s'en vanger au plutôt. L'humeur mélancolique eſt peſante, froide, ſéche, aſſoupiſſante, acide, noire, de nature à reſſerrer le cœur: elle eſt cauſe que l'on ſe forme, de tout, des idées fâcheuſes, triſtes, ſombres; & comme elle eſt froide, peſante, d'une nature contraire à la bile, elle n'inſpire que la crainte, la fuite, la lenteur. La pituite eſt humide & froide, c'eſt ce qui rend l'imagination tardive, languiſſante, ſans vigueur, ſans vivacité, ſans gayeté. La bile rend donc un homme témeraire, audacieux, de mauvaiſe humeur, ſujet à ſe fâcher de tout, quérelleur, impétueux, toujours prêt à jurer, à faire des imprécations, à crier, tempêter. C'eſt l'origine de tant de quérelles, de batteries, de meurtres parmy les hommes. Ceux même de ces deſordres que l'on attribuë à l'yvreſſe ne viennent d'ordinaire que d'une bile dont le vin ne fait qu'augmenter & enflammer la fureur. La mélancolie rend les hommes triſtes, puſillanimes, craintifs, ennemis

mis de la societé, rêveurs, sujets même au desespoir. Et comme la bile tant soit peu échauffée empêche l'esprit de juger sainement, la mélancolie envoye presque toujours des vapeurs noires au cœur & à la tête. La pituite rend les hommes lents, languissans, assoupis, craintifs, sujets à l'oubly, enfin peu propres aux grandes choses. Quoy que cette humeur ne soit pas un si grand obstacle aux fonctions corporelles que la bile & la mélancolie, c'en est un des plus grands aux fonctions de l'ame. La froideur de cette humeur affoiblit la vigueur des esprits, & humecte par excés le cerveau & les conduits de ces mêmes esprits.

La vie sobre remédie à la

plûpart de ces maux ; elle diminuë peu à peu les mauvaiſes humeurs. Ce n'eſt pas que la nature principalement aidée de certains remédes ne puiſſe beaucoup y contribuer. Enfin le tempéramment du corps ne ſe rétablit que lorſque le ſang eſt pur & tempéré. La vie ſobre rend les hommes affables, doux, complaiſans, de belle humeur, de bon commerce, modérez en toutes choſes. Un ſuc naturellement doux rend les inclinations & les humeurs auſſi douces : & un mauvais ſuc, tel que la bile & la mélancolie, principalement ſi elle eſt trop abondante, rend les mœurs & les inclinations inſuportables. Et ce qui mérite d'être remarqué, c'eſt que ſi les mauvaiſes humeurs irritent les paſſions, & même les font naître, les paſſions à leur tour par une certaine convenance enflamment & fortifient ces mauvaiſes humeurs, qui enflammées & fortifiées augmentent encore de nouveau, & fortifient ces mêmes paſſions. C'eſt ce qui paroît dans ceux en qui la bile domine ; dez que la moindre choſe qui les choque ſe preſente à leur imagination remplie de vapeurs bilieuſes, ils s'emportent : ce temperamment irrite les eſprits & la bile : cette bile irritée répréſente à leur imagination d'une maniére plus vive & plus forte l'injure qu'ils croyent avoir reçûë : elle leur paroît alors bien plus grande qu'auparavant : & par là cet emportement même s'augmente & se fortifie. Aussi passe-t-on quelquefois de la colére à la fureur, pour peu que l'on s'entretienne de l'idée de cette injure. Il ne faut donc point faire d'attention aux injures qu'on a reçûës. * Ce seroit un bien pour le corps aussi bien que pour l'ame. L'humeur mélancolique ne seroit toute seule que trop capable de faire imaginer des choses tristes : La tristesse resserre le cœur : souvent même elle pousse au desespoir, & à de terribles extrémitez.

* Cette maxime est d'un usage tout des plus étendus dans le commerce de la vie. Elle est fondée sur ce que les hommes n'agissent proprement que par rapport à l'intention. Ils ne sont que comme les instrumens dont Dieu se sert par rapport à l'exterieur de l'action. C'est donc se revolter contre Dieu même que de se revolter contre les hommes.

CHAPITRE X.

Que la vie sobre conserve la mémoire.

LE troisiéme avantage de la vie sobre par rapport à l'ame est de conserver la mémoire. L'humeur froide qui s'empare du cerveau, sur tout lorsque l'on vit d'une vie intempérante, ou que l'on est avancé en âge, fait d'ordinaire beaucoup de tort à la mémoire. Cette humeur cause des obstructions dans les conduits les plus serrez des esprits, elle assoupit ces esprits eux-mêmes. Les idées en sont plus lentes, plus languissantes, plus sujettes à s'évanouir. Souvent au milieu du diſcours elles s'évanouiſſent tellement que l'on ne ſçait plus ce que l'on vient de dire, ou dequoy l'on vient de parler : on demande à la compagnie ſurquoy l'on en étoit. C'eſt ce qui peut arriver de trois maniéres: Prémiérement, lorſqu'une humeur pituiteuſe intercepte tout à coup ce qu'elle trouve en ſon chemin d'eſprits dont l'imagination ſe ſert pour toutes ſes opérations : cette interception fait ceſſer l'idée de la choſe conçûë, & par conſequent en fait ceſſer le ſouvenir. Secondement lorſque les idées ont été languiſſantes, & que l'on n'y a point réfléchi : & l'idée de quoy que ce ſoit, qui n'eſt point ſuivie de refléxion, ne peut laiſſer de veſtige capable d'en conſerver le ſouvenir. Troiſiémement le défaut de mémoire peut venir de la part des eſprits. Quoyque le veſtige ſoit en quelque maniére ſuffiſant, il arrive ſouvent que parce que les eſprits ſont ou épuiſez, ou impurs, ou aſſoupis, ou trop vifs, nous ne pouvons nous ſervir ſuffiſamment de ce veſtige pour rappeller nos idées. Il arrive même quelquefois que l'on perd entiérement la mémoire, lorſqu'une trop grande quantité de pituite froide cauſe des obſtructions dans les conduits du cerveau les plus étroits : en aſſoupit les eſprits : humecte & refroidit par excés toute la ſubſtance du cerveau.

On peut aiſément ſe préſerver ou ſe guérir de tous ces

maux par un genre de vie sobre & convenable ; mais il faut sur tout s'abstenir de toute boisson trop forte & trop fumeuse, ou n'en prendre que très peu. Quoy que le vin soit naturellement chaud, cependant si l'on en boit souvent avec excés, il engendre des maladies froides, des fluxions, des toux, des rhumes, l'apopléxie, la paralisie. La tête se remplit de vapeurs, ces vapeurs s'y condensent en une pituite froide qui cause tous ces maux. Il faut s'abstenir même de tout aliment trop humide, & vivre le plus qu'il se peut de choses séches de leur nature ; * pour prévenir, ou dissiper les humeurs superfluës,

* Cela ne regarde que ceux qui sont d'un tempérament trop humide.

& les obstructions qui en naissent : pour dégager les conduits des esprits, & rendre ces esprits plus subtils & plus propres aux opérations de l'ame. Le cerveau reprend par là son tempérament naturel, & en devient plus propre luy-même aux opérations de la mémoire & de l'imagination.

CHAPITRE XI.

Que la sobriété donne de la vigueur à l'esprit.

LE quatriéme avantage de la vie sobre, est de donner de la vigueur à l'esprit pour ses opërations naturelles ou surnaturelles. Ceux qui vivent dans l'abstinence sont vigilans, circonſpects, prévoyans, de bon conſeil, d'un jugement droit. S'agit-il de ſciences, même les plus abſtraites ? ils n'ont pas de peine à y exceller : s'agit-il de priére, de méditation, de contemplation ? ils s'en aquittent avec beaucoup de facilité, de plaiſir, & de goût ſpirituel. Quelque abſtinens que fuſſent les anciens Péres, ils n'en étoient pas moins dans une continuelle vigueur d'eſprit : ils n'en paſſoient pas moins les nuits entiéres dans la priére, dans la méditation des choſes divines : & leur ame y trouvoit une ſi grande conſolation, que ce leur étoit comme l'avant-goût des céleſtes délices. Ils ne s'appercevoient point de la durée du tems. C'eſt principalement par la frugalité de leur vie qu'ils ſont parvenus à une ſi parfaite ſanté, qui les rendoit les amis de Dieu. * Quelques-uns même avoient le don de prophetie : quelques autres celuy de faire des miracles : & ils faiſoient tous dez cette vie l'admiration de tout l'Univers.

Comme ils tenoient ſans ceſſe leur ame élevée vers les choſes d'en haut ; & qu'ils ne perdoient jamais Dieu de vûë, ils méritérent que Dieu s'abaiſſât vers eux ** pour les éclairer d'une maniére ſi admirable.

* Si Dieu aime les Saints, même dans le tems, parce qu'ils ſont Saints, ils ne ſont Saints que parce que Dieu les aimoit de toute éternité.

** Mais il faut toujours que Dieu commence à s'abaiſſer vers nous, avant que nous puiſſions nous élever vers luy.

Aussi Dieu nous dit-il, Approchez-vous de moy, vous serez éclairez. Dieu leur faisoit encore part de ses secrets, & du don de faire des miracles; afin que les hommes comprissent par là combien une telle vie luy est agréable, & qu'ils fussent animez à suivre un tel exemple.

La vie sobre est la plus sûre voye pour parvenir au comble de la sagesse,& des vertus chrétiennes. On ne peut même sans le secours de la sobriété faire de grands progrés dans les sciences, ny à plus forte raison des découvertes, dont on puisse faire part aux autres. La tempérance est donc avantageuse, & par rapport aux choses humaines, & par rapport aux choses divines. La ſobriété, dit Caſſien, eſt comme la baſe & le fondement de toutes ces choſes. Tous les Saints qui ont voulu bâtir la tour ſublime de la perfection evangelique, ont commencé par cette vertu, comme par ce qui en eſt le fondement.

De la gourm. l. 5. c. 14. & 17.

C'eſt ce qui ne laiſſe pas d'être vray, quoy que la foy ſoit le fondement de toutes les autres vertus, & par conſéquent de tout édifice ſpirituel. La foy eſt bien le fondement intérieur, & le prémier ſurquoy toutes les autres vertus ſont immédiatement appuyées; mais l'abſtinence eſt le fondement extérieur, & qui ſert à ſeconder l'autre. Elle éloigne les obſtacles à l'uſage de la foy, & aux opérations de l'entendement: & comme l'abſtinence écarte ce qui les rend difficiles, desagréables, pénibles, elle leur donne lieu en même tems d'être nettes, faciles, agréables. Tout progrés spirituel dépend prémiérement de l'usage de l'esprit, & de la foy qui y réside. Nous ne pouvons ny aimer quelque bien que ce soit, ny haïr quelque mal que ce puisse être, que l'entendement ne nous le répresente comme digne d'amour ou de haine. Ceux qui ont reçu de Dieu le don de ne jamais perdre de vûë les choses célestes & divines, comme l'ont reçu les Apôtres, & plusieurs hommes apostoliques, n'auront pas de peine à mépriser toutes les choses terrestres, à s'élever à un sublime dégré de sainteté & de mérites, & enfin à obtenir dans le ciel la couronne de gloire. La volonté ſe conforme ſans peine au jugement de l'intelligence, quand l'intelligence luy propoſe un objet, non en paſſant, mais d'une maniére vive & continuelle. C'eſt ce qui fait voir clairement que ce qui eſt un obſtacle aux opérations de l'eſprit, ou qui les obſcurcit, ou qui les rend difficiles ou pénibles, eſt cauſe la plûpart du tems que l'on ne parvient à un éminent dégré de perfection, ny en ſcience, ny en piété, ny en ſainteté de vie: & que ce qui rend les opérations de l'eſprit aiſées, libres, nettes, agréables, rend l'homme propre à s'appliquer aiſément, & avec plaiſir aux choſes ſpirituelles, & le rend capable d'atteindre à un dégré éminent de ſageſſe & de ſainteté.

Comme donc la ſobriété facilite les actions de l'eſprit, & les rend agréables, c'eſt avec raiſon qu'on la nomme le ſecond fondement de la ſageſſe, & de tout progrés ſpirituel. On a fait voir plus haut de quelle maniére cela ſe fait.

Quelles ſont les choſes qui empêchent la ſpéculation, ou du moins qui la rendent difficile? Une trop grande humidité de cerveau, une abondance de fumées & de vapeurs noires, une obſtruction des organes dont l'eſprit même dépend dans quelques-unes de ſes opérations, une trop grande quantité de ſang, ou de bile trop recuite, qui envoyent à la tête des vapeurs mélancoliques

coliques qui s'emparent du cerveau. La vie ſobre prévient tous ces inconveniens : elle les ſurmonte même, & les corrige peu à peu, avec le ſecours de quelques remédes, s'il en eſt beſoin, ſur tout dez le commencement, & avant que le mal ſoit invétéré. Mais ſi la pituite ou la mélancolie ſe ſont emparées du cerveau, elles conduiſent à la folie, ou du moins à la ſtupidité : & de tels maux ſont incurables. La vie ſobre nous rend propres à la ſpéculation ; comme le ſang en eſt plus pur, les eſprits en ſont plus temperez, & ſi l'intempérance a rendu le cerveau trop humide, ou trop froid, ou trop ſec, ou trop chaud, la diette le rétablit peu à peu dans l'état où il doit être.

Cet avantage de la vie ſobre eſt extrémement eſtimable. Qu'y a-t-il de plus à ſouhaiter pour un Chrétien, & principalement pour un Religieux, que d'avoir dans l'âge, même le plus avancé, un eſprit ſain: que d'être de bonne humeur: que de ſe ſentir dans une entiére liberté, pour toutes ſes fonctions? Eſt-il rien de plus agréable, & de plus avantageux à l'ame? Alors l'expérience d'un long âge fait connoître plus clairement que le Monde n'a rien que de vain, de vil, de mépriſable. Nous avons, & plus de dégoût pour les choſes de la terre, & plus de goût pour celles du Ciel. Nous ne perdons point de vûë les choſes à-vénir, & qui ſont à tout moment ſur le point d'arriver. Pour nous y préparer dignement, tout ce que nous avons de connoiſſances aquiſes depuis l'uſage de la raiſon nous eſt d'un grand ſecours, & nous en recüeillons les agréables fruits. Après avoir calmé les paſſions de notre ame & leurs troubles, nous pourrons nous appliquer avec beaucoup de plaiſir & de facilité à la priére, à la méditation des choſes divines, à la lecture de l'Ecriture ſainte, & des Péres de l'Egliſe; repaſſer continuellement quelque choſe de pieux dans notre eſprit: y rappeller, ſelon la coûtume des ſaints Péres, quelque Sentence émanée de la bouche de Dieu même: réciter dignement les priéres canoniques: offrir le ſaint Sacrifice de nos

Autels avec beaucoup de respect & de piété. On ne sçauroit dire avec quelle prodigieuse facilité, quel plaisir, quelle consolation d'esprit, ceux qui sont sobres ont de coûtume, nonobstant même leur grand âge, de s'aquitter de toutes ces fonctions, & de quel mérite elles sont pour le Ciel.

Tel est mon principal motif dans cet écrit. Je ne propose à ceux qui ont de la piété, & principalement aux Religieux, les avantages d'un aussi grand bien que celuy de vivre longtems en santé, que comme un moyen de servir Dieu avec plus de facilité & de joye : de se rendre l'esprit plus propre à recevoir les inspirations & les lumiéres divines : & pour leur donner lieu par là de s'amasser de grands trésors de bonnes œuvres. Qu'y a-t-il de plus inutile & de plus méprisable qu'une vie plus conforme au Monde qu'à Dieu : & où l'on ne suit que la vanité, l'ambition, & le plaisir ? Mais qu'y a-t-il au contraire de plus utile & de plus estimable que de vivre long-tems, lorsqu'on ne vit que pour Dieu ? La vie sobre a la vertu de rendre l'esprit & le corps propres à remplir leurs devoirs à l'égard de Dieu & du Monde. Mais la piété qui consiste dans la seule envie de plaire à Dieu, doit être le principal motif de la sobriété. Le seul plaisir d'une si digne vie ne devroit-il pas suffire, pour nous y engager, en attendant celuy dont le prix est infini, aussi bien que la durée.

CHAPITRE XII.

Que la vie ſobre émouſſe les pointes de la concupiſcence, & qu'elle en éteint même les feux.

LE cinquiéme avantage de la vie ſobre eſt de modérer l'impétuoſité de la concupiſcence: de ſurmonter les tentations de la chair, & de procurer un grand calme & à l'ame & au corps. C'eſt ce qui a fait dire à un certain » Auteur, que ſans Cérés & » Bacchus, Vénus ne fait que » languir. Tous ceux même qui ſe ſont ſignalez par leur ſainteté, ſe ſont ſervis de la tempérance comme d'un reméde contre les atteintes de la concupiſcence.

Après la grace de Dieu, c'eſt le remède le plus efficace contre un tel mal. La ſobriété en ſouſtrait la matiére, la cauſe mouvante & la cauſe excitante. J'en nomme la matiére, l'abondance de celle dont les enfans ſont formez dans le ſein de leur mere : la cauſe mouvante, l'abondance des eſprits qui mettent cette matiére en mouvement, & la cauſe excitante, les images des choſes que la pudeur ne permet pas de nommer. Ces images excitent prémiérement l'ardeur de la concupiſcence : elles pouſſent auſſi-tôt les eſprits à mettre en mouvement ce qui en eſt la matiére : & cette impreſſion devient ſi vive, que ſi la volonté ne la réprime, le mal s'accomplit entiérement. Le principal combat que le Chrétien ait à ſoutenir, ſurtout à la fleur de l'âge, & tant que la nature eſt encore dans toute ſa vigueur, conſiſte à faire tous ſes efforts pour vaincre cette concupiſcence.

La ſobriété en ſouſtrait donc la matiére & la cauſe mouvante. S'il y a trop de cette matiére dont on vient de parler, la vie ſobre en diminuë peu à peu la quantité & la chaleur : elle diminuë de même la chaleur & la quantité des eſprits, par une abſtinence d'alimens trop chauds & trop venteux, & de vin ou de cidre trop fort; juſqu'à ce qu'on en ſoit venu à une juſte médiocrité. Et quand cette matiére & les eſprits capables

pables de la mettre en mouvement ſont tempérez, les images dangereuſes ceſſent d'elles-mêmes de ſe préſenter : ou ſi elles ſe préſentent encore, nous les chaſſons aiſément ; à moins que Dieu ne permette que le démon nous les ſuggére, afin de nous humilier. Ceux qui vivent ſobrement ſont la plûpart exempts de ces ſortes d'imaginations & de tentations, ou n'en ſont que fort rarement tourmentez. La ſobriété les empêche aiſément de naître. Elle ne permet de manger ou de boire que ce qu'il faut pour nourrir le corps. La quantité des alimens ne doit pas ſe meſurer ſur l'appétit, qui n'eſt capable que de ſéduire, mais ſur la raiſon qui ne conſidére là-deſſus que ce qui convient au corps & à l'esprit.

Si l'appétit n'est capable que de séduire, c'est pour les quatre raisons que nous en avons fait voir plus haut, & que nous pouvons réduire à deux. La premiére est, que c'est pour la conservation de chaque animal particulier, & même de son espéce, que la nature a donné l'appétit à l'homme, & l'instinct aux autres animaux, pour le boire & le manger. La raison apprend donc à qui veut vivre chaste & exempt des aiguillons de la concupiscence, à ne suivre son appétit qu'autant qu'il faut pour soûtenir le corps. Si l'on s'en tient là précisément, il n'y aura point trop de cette matiére, dont on vient de parler, & encore moins d'aiguillons de la concupiſcence. Cette matiére eſt le ſuperflu des alimens. Dez que l'on n'en prend donc que ce qu'il en faut pour la nourriture, il n'y a plus ou preſque plus de ſuperflu. Ce qui prouve d'ailleurs que l'on n'eſt que trop ſouvent la duppe de ſon appétit ; c'eſt que ſouvent on deſire bien plus qu'il ne convient au ſoutien du corps, & à ſa propagation. Ce deſir vient d'une mauvaiſe diſpoſition de l'eſtomac, comme dans la faim canine, & lorſqu'il s'eſt attaché aux membranes de l'eſtomac, quelque humeur mélancolique, ou à cauſe des differentes maniéres d'aſſaiſonner les viandes, qui continuellement réveillent le goût, & irritent l'intempérance, & par leur varieté, & par leur différente ſaveur. Tous ceux donc qui veulent vivre d'une vie ſobre & chaſte, tous ceux même qui ont ſoin de leur ſanté, ne peuvent éviter avec trop de ſoin une telle diverſité de viandes & d'aſſaiſonnemens. C'eſt ce qu'enſeignent tous les Médecins, comme nous l'avons dit plus haut.

On peut voir clairement par toutes ces choſes, que pour dompter la concupiſcence, la vie ſobre a beaucoup plus de force que les mortifications du corps, les cilices, les haires, les diſciplines, le travail des mains. Ces choſes ne nous mortifient que ſuperficiellement; ils ne vont point juſqu'à la cauſe du mal, qui eſt caché au dedans. L'abstinence ramene le tempérammment à une juste médiocrité. Ce que l'on vient de dire mérite bien que l'on y fasse quelque attention.

Nous avons traité jusqu'icy des avantages de la sobrieté, & nous pourrions les prouver par tout ce que les saints Péres en ont dit. Mais pour abbréger je ne citeray là-dessus que saint Chrysostome. Le « jeûne, dit-il, nous rend en « quelque maniére tout spiri- « tuels, comme de pures intelli- « gences : il nous donne du « mépris pour les choses pré- « sentes : c'est une école de « priéres : il sert de nourritu- « re à l'ame, de frein à la lan- « gue & aux lévres, d'adou- « cissement à la concupiscen- « ce : il appaise la colére : il «

» calme les fougues de la na-
» ture : il réveille la raiſon :
» il rend les idées nettes &
» vives : il rend le corps diſ-
» pos : il préſerve des illuſions
» de la nuit : il guérit les
» maux de tête : il rend la vûë
» claire & diſtincte. Ceux qui
» jeûnent ont un air ſage &
» grave , une langue libre &
» dégagée : Ils penſent juſte,
» &c. Voyez encore ce que
1. Hom. ſur la Gen. dit ailleurs ce même Pére. On
peut lire quantité de choſes
ſemblables dans S. Baſile, S.
Ambroiſe, S. Cyprien & pluſieurs autres.

CHAPITRE XIII.

Que la vie sobre n'a rien de fâcheux, & que l'intempérance cause de très grands maux.

MAIS, dira-t-on, c'est quelque chose de bien incommode qu'une telle frugalité de vie, qui oblige de rester toujours sur son appétit. Ne seroit-il point plus avantageux de vivre moins que de vivre d'une telle maniére ? Et ne pourroit-on pas appliquer à cecy ce que dit autrefois un homme qui ne vouloit pas qu'on luy coupât la jambe. La vie, dit-il, n'est pas di- « gne d'être achetée au prix «

» d'une ſi grande douleur.

Il faut convenir que d'abord il y a quelque ſorte de peine, à cauſe d'une habitude contraire ; & que la capacité de l'eſtomac eſt plus grande. * Mais cette peine diminuë peu à peu : & à la fin elle ne ſubſiſte plus. Il ne faut pas paſſer tout d'un coup d'un excés à l'autre, mais retrancher chaque jour quelque choſe, juſqu'à ce que l'on en ſoit venu à une juſte meſure ; comme Hipocrate l'enſeigne ſouvent. Par là l'eſtomac ſe reſſerre peu à peu & ſans peine, & n'a plus cette avidité, qu'il avoit auparavant. Dez que l'eſtomac eſt réduit à une juſte capaci-

* Ou plutôt parce que le ferment de l'eſtomac eſt plus actif, & en plus grande abondance.

té, il n'y a plus rien de fâcheux dans la vie sobre. Cette quantité, quelque juste qu'elle paroisse, répond parfaitement aux forces de cette capacité nouvelle. La plûpart de ceux qui ont accoûtumé de déjeûner, & qui ont de la peine à s'en passer au commencement du carême, s'en passent ensuite sans peine. Plusieurs même se trouvent si bien de ne point déjeûner, qu'ils voudroient ne déjeûner jamais. D'autres éprouvent la même chose quand ils ne soupent pas. De même, pour peu d'usage que l'on ait de s'abstenir de certains alimens, sur tout peu salutaires, on s'en abstient sans peine, quelque goût même qu'on y eût auparavant. Il est donc faux qu'il y ait tant de peine à rester sur son appétit. Mais quand même cela seroit, ce qui cependant n'est pas, une telle peine ne seroit-elle pas assez dignement compensée ? La tempérance chasse les maladies : elle rend le corps agile, sain, pur, exempt de toute mauvaise odeur. La vie sobre fait vivre long-tems : elle rend le sommeil doux & tranquille : elle fait trouver agréables les mets les plus communs : elle donne de la vigueur aux sens & à la mémoire, de la pénétration & de la netteté à l'esprit : elle le rend même capable de recevoir les lumiéres divines : elle calme les passions : elle bannit la colére & la tristesse : elle abbat l'impétuosité de la concupiscence : elle remplit l'ame

& le corps d'une infinité de biens : elle produit même une sage gayeté : enfin une telle vertu est comme l'ame de toutes les autres.

L'intempérance tout au contraire fait acheter bien cher ce plaisir si court & si borné, qu'elle cause dans le boire & le manger. Elle charge l'estomac : elle cause une infinité de maux : elle rend le corps sale, de mauvaise odeur, dégoûtant, plein de pituite & d'excrémens : elle enflamme la concupiscence : elle rend l'ame esclave des sens : elle affoiblit les sensations : elle altére la mémoire : elle rend les idées obscures : elle rend l'esprit & le cœur pesans & peu propres, l'un aux sciences, l'autre à la priére. On en a sans doute &

moins de lumiéres & moins de pieté. Quelle étrange ſorte de bien eſt-ce donc que ce qui cauſe tant de maux ? Le plaiſir du boire & du manger ne dure que quelques momens : on ne le reſſent que pendant que l'on mange, & que l'on boit, & que ce que l'on boit ou ce que l'on mange paſſe dans l'eſtomac. Qu'un tel plaiſir eſt de ſoy-même, & vil & mépriſable ! Nous l'avons de commun avec les bêtes : * & il ne flatte que quelques parties du corps, ** la langue, le palais le goſier. C'eſt cependant pour

* Avec cette difference, comme on l'a dit dans une des Nôtes précedentes, que ce qui eſt ſenſible en nous n'eſt que machinal dans les bêtes.

** Ou plutôt l'ame par l'entremiſe de ces organes.

un tel plaiſir que l'on ſouffre tous les maux qui en ſont une ſuite néceſſaire. La ſeule crainte de ſe priver d'un plaiſir ſi funeſte fait toute la difficulté de vivre ſobrement. S'il n'y avoit aucun plaiſir à boire & à manger, il n'y auroit aucune peine à n'y point paſſer les bornes du ſimple néceſſaire. Ce plaiſir encore une fois, tout vil & tout borné qu'il eſt, eſt le ſeul prétendu bien qui ſe trouve dans l'intempérance. Quelle indignité n'eſt-ce donc point à l'homme de ſe rendre l'eſclave d'un ſi miſérable plaiſir, & de l'acheter au prix même de ſa ſanté.

Si les perſonnes ſages, ſur tout les gens d'Egliſe, & qui ſont conſacrez aux ſeules choſes ſpirituelles & divines, examinent avec ſoin ce que l'on vient de dire, & qu'ils ne ſe contentent pas d'un examen ſtérile, il eſt impoſſible qu'ils ne trouvent plus de plaiſir & de facilité à vivre d'une vie ſobre que d'une vie intempérante. Nous rougirons de la foibleſſe de notre ame de s'être renduë l'eſclave de ſes ſens: Comment peut-elle s'aſſujettir à un ſi dur empire, & d'une maniére ſi ſervile; comment ne pouvoir reſiſter à des charmes auſſi bornez que mépriſables! Qu'y a-t-il de plus honteux que d'être l'eſclave de ſa bouche? Qu'y a-t-il de plus inſenſé que de renoncer à tous les biens de l'eſprit & du corps, que nous apporte la ſainte ſobriété, pour un auſſi petit plaisir que celuy du boire & du manger, & que de s'exposer à toutes les incommoditez & à tous les maux dont l'intempérance nous accable! Misérable sort des mortels, d'être sujets à quelque chose de si vain & de si frivole, aux ténébres d'un tel aveuglement, & à de telles erreurs: & que leur esprit soit le joüet d'un bien qui n'est qu'imaginaire, non plus que ceux dont on ne joüit qu'en songe!

Nous nous contenterons de ce que nous venons de dire de la sobriété comme la voye la plus sûre & la plus aisée pour parvenir à la santé du corps, & à la vigueur de l'esprit, pour les conserver même dans l'âge le plus avancé : & pour procurer à l'eſprit & au corps des biens très grands & très convenables à chacun. Je prie Dieu de toutes mes forces que cet écrit leur ſoit ſalutaire. Je le finiray par ce paſſage de » S. Paul. Mes Freres ſoyez » ſobres & vigilans : le » diable votre ennemi tour-» ne ſans ceſſe autour de » vous, comme un lion rugiſ-» ſant. Il ne cherche qu'à vous » dévorer ; fortifiez-vous dans » la foy, pour pouvoir luy ré-» ſiſter. On a tâché de faire voir dans ce petit Traité que la vie ſobre eſt d'un grand ſecours, & pour ſurmonter tous les vices, & pour s'élever même au comble de toutes les vertus.

FIN.

TRAITE'

TRAITÉ DE LOUIS CORNARO VÉNITIEN.

DES AVANTAGES de la vie sobre.

CHAPITRE I.

IL est constant que dans les hommes par succession de tems, l'usage se tourne si fort en nature, qu'ils sont comme contraints de faire ce qu'ils ont accoutumé bon ou mauvais. Nous voyons même en une infinité de choses que l'uſage eſt plus puiſſant que la raiſon. On ne voit que trop ſouvent par le commerce d'un malhonnête-homme, un homme de bien devenir malhonnête luy-même, d'honnête-homme qu'il étoit ; mais comme une bonne coutume ſe change aiſément en une mauvaiſe, une mauvaiſe peut auſſi, quoyque plus difficilement, ſe changer en une bonne. Celuy qui de bon eſt devenu mauvais, par le commerce d'un méchant homme, peut redevenir bon, par le commerce d'un homme de bien. Tout cela vient du pouvoir de l'uſage qui certainement eſt bien grand.

CHAPITRE II.

COmme je considérois ces choses en moy-même, je remarquay que c'étoit par la force de l'usage qu'il s'étoit glissé dans notre Italie, non depuis long-tems, mais de mon tems même, trois maux contraires aux bonnes mœurs. Le prémier est la flatterie, & les cérémonies de Cour : * le second, le Luthéranisme, tant pour les mœurs que pour la doctrine, & que quelques-uns autorisent injustement par le

* Il n'entend point par ces cérémonies de Cour de certaines bienséances indispensables dans un péïs qu'on peut regarder comme le centre de la politesse ; mais tout ce qui est contraire à la sincérité chrétienne.

torrent de l'uſage : le troiſiéme, la crapule. Ces trois maux, ou plutòt ces cruels monſtres du genre humain, ont enlevé de notre tems la bonne foy, la réligion & la ſanté. J'ay réſolu de faire voir dans ce petit Traité, que rien n'eſt plus pernicieux que la crapule ; afin que s'il eſt poſſible elle ſoit exterminée. Pour ce qui regarde la flatterie & le Luthéraniſme, j'eſpére que bien tôt quelque bon eſprit prendra la peine de les confondre, & qu'ainſi avant ma mort j'auray la joye de voir ces trois maux abolis pour jamais, & l'Italie rétablie dans ſes anciennes & ſaintes mœurs.

CHAPITRE III.

POur venir au sujet que j'ay dessein de traiter, je dis que la crapule est quelque chose de pernicieux. Ce vice a tellement pris le dessus sur la vertu contraire, qu'il l'a entiérement ruinée. Quoyque personne n'ignore que la crapule ne vienne du vice de gourmandise, & la sobriété de la vertu de tempérance, la crapule néanmoins passe pour quelque chose de généreux & de noble, & la vie sobre au contraire pour quelque chose de sordide & de méprisable. Tout cela vient du pouvoir de l'usage qu'ont introduit les sens & l'appétit sensuel, & dont les hommes ſont tellement ſéduits & enyvrez, qu'ils abandonnent une ſi bonne voye, pour en ſuivre une ſi mauvaiſe, qui les conduit ſans qu'ils s'en apperçoivent à des maladies extraordinaires & mortelles, & ſouvent à une vieilleſſe prématurée. Avant l'âge de quarante ans, ils paroiſſent preſque tout décrépits. La vie ſobre faiſoit autrefois icy un effet tout contraire: elle conſervoit les hommes dans une heureuſe ſanté juſqu'à l'âge de quatre-vingt ans.

CHAPITRE IV.

MAlheureuſe Italie, que ton ſort eſt à plaindre! Ne t'apperçois-tu pas que la crapule t'enléve tous les ans plus de sujets, que la peste la plus fâcheuse, & les plus longues guerres ne pourroient t'en enlever? Que diray-je de tes festins, qui pour être trop splendides n'en sont que plus indignes, & qui desormais sont par tout en usage? Les mets y sont en telle abondance qu'il ne se trouve point de tables assez grandes pour les contenir: il faut comme par machines les entasser en pile les uns sur les autres. Qui pourroit vivre au milieu de si grands excés, & qui sont à la vie humaine de si funestes poisons? Qu'on les modére au moins par un principe de pieté. Il n'est que trop sûr qu'ils déplaisent infiniment à Dieu. Qu'on abolisse pour jamais ce nouveau genre de mort, cette peste inconnuë à nos Péres, & qui cause de si grands maux & à l'ame & au corps. On fait tous les ans par ordre de la République des provisions de vivres, que n'en préscrit-on de même un usage modéré & convenable à la santé.

CHAPITRE V.

CE n'est pas qu'il n'y aie aussi des remédes moins géneraux pour abolir la crapule, & dont chacun ne puisse user dans son particulier. C'est de vivre d'une maniére simple & naturelle ; la nature se contente de peu. C'est de s'en tenir aux bornes d'une juste tempérance, comme la raison le préscrit : de s'accoûtumer

à

à ne pas manger plus qu'il ne faut pour vivre : & d'être perſuadé que ce ſuperflu ne peut cauſer que des maladies, & même la mort. C'eſt de penſer que le plaiſir du boire & du manger ne dure que très peu de tems, & que les maux qu'il cauſe ne ſont pas de ſi peu de durée : il ne fait même que trop ſouvent mourir d'une double mort. J'ay vu pluſieurs de mes amis d'un eſprit excellent, d'une ame naturellement noble, mais qui pour être d'ailleurs ſujets à ce vice, ou plutôt à cette peſte fatale, ſont morts dez la fleur de leur âge ; au lieu que s'ils vivoient encore, ils ſeroient l'ornement du ſiécle, & la conſolation de quantité de perſonnes. Pour prévenir donc de ſi grands maux, au moins pour l'avenir, j'ay formé le dessein de faire voir dans ce petit Traité, qu'on peut aisément abolir l'intempérance, & y substituer une vie sobre. Je le feray d'autant plus volontiers que plusieurs personnes de mérite, & d'un esprit distingué, m'y ont engagé. Voyant que leurs péres étoient morts à la fleur de leur âge, & qu'à quatre-vingt un an j'étois encore si sain & si robuste, ils me priérent de leur apprendre par quel moyen j'y etois parvenu, afin d'y parvenir eux-mêmes. Pour satisfaire donc un desir si légitime, & même celuy de plusieurs autres, je marqueray les raisons qui m'ont engagé d'abandonner l'intempérance, pour m'attacher à vivre d'une vie tempérante : Je marqueray même quel régime j'y ay suivy, & les effets qu'a produits en moy une si bonne habitude. On connoîtra clairement par là, combien le vice d'intempérance est aisé à surmonter. Pour finir ce petit Traité, je feray voir combien les fruits que nous recueillons de la vie sobre sont considérables.

CHAPITRE VI.

MEs infirmitez naturelles, qui s'étoient de beaucoup augmentées, me donnérent sujet d'abandonner l'intempérance, qui jointe à la mauvaise disposition de mon estomac, qui étoit très froid & très humide, m'avoit fait tomber en diverſes maladies ; des maux d'eſtomac , des douleurs de côté , des atteintes de goutte,une petite fiévre preſque continuë,& qui me cauſoit une ſoif continuelle ; il ne me reſtoit à attendre d'une telle indiſpoſition qu'une mort précédée de tant de peines & de douleurs ; quoy que cette vie, toute languiſſante qu'elle étoit , fût auſſi éloignée de ſon terme , ſelon le cours de la nature., qu'elle pouvoit en être proche à cauſe de mon intempérance. J'étois donc dans cet état pour les raiſons que je viens de dire , & j'y fus depuis trente cinq ans juſqu'à quarante. Aprés avoir en vain eſſayé de toutes ſortes de remédes , des Médecins me dirent que la ſeule reſſource qui me reſtât dans mes maux, pourvû que je vouluſſe en faire uſage conſtamment, c'étoit une vie ſobre & réglée : qu'elle étoit auſſi capable de rendre la ſanté, & de la conſerver, qu'une vie intempérante étoit capable de la gâter, & de la détruire, comme je ne l'avois que trop éprouvé : que celle-la conſervoit en ſanté ceux même qui étoient de la plus mauvaiſe complexion, & de l'âge le plus décrépit, & que celle-cy détruiſoit les meilleurs tempéramens, même à la fleur de l'âge, & les tenoit long-tems dans quantité de maladies : qu'il n'étoit non plus permis d'en douter, par la raiſon que par l'expérience : que des cauſes contraires produiſoient des effets contraires : que ſouvent l'art corrigeoit la nature, & qu'il rendoit fécondes les terres les plus stériles. Ils ajoûtoient que si je ne suivois incessamment un tel régime, mon mal deviendroit bien tôt incurable, & qu'enfin je devois m'attendre à mourir quelque mois après. Comme j'avois horreur d'une mort si prématurée, & que je n'étois presque pas un moment sans souffrir, & sans souffrir cruellement, je n'eus pas plutôt oüi ces choses, que je fus persuadé que des causes aussi contraires que la vie sobre & la vie tempérante devoient produire des effets aussi contraires, & animé d'une espérance si bien fondée de sortir de mes maux, & d'éviter la mort, je résolus de vivre de régime.

CHAPITRE VII.

APrès avoir donc appris d'eux celuy qui me convenoit, je fus persuadé que je devois vivre comme un infirme. C'étoit ce qu'ils m'avoient toujours recommandé; mais tant que j'ay voulu vivre à ma manière, & que je n'ay eu que du dégoût pour les alimens qu'on m'avoit prescrits, je n'ay pu m'y assujettir. Je mangeois au contraire de ceux qui étoient le plus de mon goût : & quelque échauffé que je me sentisse, je ne laissois pas de boire du vin le plus fort, & même avec excés. Mais je ne m'en vantois pas aux Médecins, suivant en cela la coutume de la plûpart des malades. Dez que je fus persuadé que la tempérance n'étoit pas une chose si difficile, & que d'ailleurs rien ne convenoit mieux à l'homme, je résolus de la suivre, & je m'y attachay tellement que je ne m'écartay jamais d'une voye & si sûre & si salutaire. Non-seulement je fus en moins d'un an délivré de tous mes maux par le moyen de ce régime; mais je les sentois diminuer, même dez les prémiers jours.

CHAPITRE VIII.

DEz que je fus entiérement guéri, j'admiray le pouvoir de la tempérance: & je jugeay que si elle en avoit eu assez pour terrasser d'aussi grands maux que les miens, & pour me rendre la santé, cette même tempérance en auroit encore bien plus pour me la conserver, pour suppléer à ma mauvaise compléxion, & pour me fortifier l'estomac naturellement foible. Je commençay donc à chercher, avec encore plus de soin, quels alimens me convenoient, ou ne me convenoient pas, par rapport à un tel dessein, & je résolus d'essayer si ceux qui étoient le plus de mon goût, m'étoient salutaires, ou contraires : & si ce proverbe, sur quoy se fondent ceux qui aiment la bonne chére, « Que ce qui est agréable au goût, « fait autant de bien que de « plaisir, avoit luy-même la «

verité pour fondement. Je connus par ma propre expérience qu'il s'en falloit beaucoup que cela fût ainsi. Le vin le plus fort, & le plus frais étoit le plus de mon goût, aussi bien que le melon, & les autres fruits, la salade, les légumes, la patisserie, &c. Je sentois bien cependant que toutes ces choses-là m'incommodoient. Aussi-tôt donc que j'en eus fait l'expérience, j'abandonnay toutes ces choses, & n'en pris plus que de convenables à mon tempérament. Je ne sortois même jamais de table que sur mon appétit. * Je suivis là-dessus ce

* Si tout le monde ne peut suivre le régime de Cornaro à la lettre, tout le monde peut au moins le suivre selon l'esprit. L'esprit de ce régime consiste à ne jamais manger ny boire sans besoin, ny par delà le besoin.

qui ſe dit communément, Que le moyen de ſe bien porter, « c'eſt de ne prendre de nour- « riture que ce que l'eſtomac « en doit raiſonnablement por- « ter. «

CHAPITRE IX.

APrès avoir abandonné l'intempérance, je ſuivis un régime tout des plus ſobres. En moins d'un an, je fus délivré de tous les maux qui m'avoient ſi long-tems obſedé, & qui s'étoient rendus preſque incurables. Je ne tombois plus malade, comme les années précédentes, que j'étois l'eſclave de mes ſens, & de mon appétit. Depuis ce tems-là je me ſuis maintenu dans une ſanté parfaite par le moyen d'un tel régime; il laiſſe au corps toute la force néceſſaire pour la digeſtion, quand les alimens ne paſſent point de juſtes bornes: il donne lieu à la nature de chaſſer ſans peine tout ce qu'il y a de ſuperflu en elle, & d'empêcher par là qu'il ne s'y engendre aucune mauvaiſe humeur.

CHAPITRE X.

JE me ſuis gardé même de toute autre excés, de chaleur, de froid, de veille, de fatigue, &c. J'ay de plus évité de demeurer en lieu mal ſain, & de m'expoſer au vent, & au ſoleil. Quoy que la ſanté dépende principalement de la nourriture, ces excés que je viens de marquer, ne ſont d'eux-mêmes que trop capables de l'altérer. Je me ſuis encore conſervé, autant que je l'ay pu, exemt de haine & de mélancolie, & de toute autre choſe capable d'inquiéter l'eſprit, & de faire trop d'impreſſion même ſur le corps. Je n'ay pu cependant ne pas tomber quelquefois dans quelqu'un de ces inconveniens. Mais cela m'a donné lieu de connoître par ma propre expérience qu'ils ne ſont pas fort dangereux à ceux qu'un bon régime maintient dans une bonne diſpoſition. Galien dit, que ny le chaud, ny le froid, ny le vent, ny aucune ſorte d'exercice, quelque violent même qu'il pût être, ne l'avoit fort incommodé, parce qu'il ávoit toujours vécu d'une maniére très-ſobre. J'en pourrois dire autant de moy : & même y ajoûter de violentes peines d'eſprit ; rien de tout cela cependant ne m'a cauſé de maux conſidérables. Il n'en eſt pas de même de ceux qui ne vivent pas de régime. Mon frére, & quelques autres de ma famille, voyant que des perſonnes fort puiſſantes m'avoient ſuſcité un procés de très grande importance, en moururent de chagrin, au lieu qu'encore que je duſſe avoir cette affaire bien plus à cœur, elle ne me cauſa pas la moindre maladie. Auſſi n'y avoit-il en moy nulle humeur ſuperfluë, comme il y en avoit en eux. D'ailleurs, afin de m'encourager, je tâchois de me persuader que la Providence divine n'avoit permis qu'on m'eût suscité ce procez, que pour me faire connoître combien de force la vie sobre étoit capable de donner au corps & à l'esprit : & pour me consoler dans ce procez, je me flattois de le gagner. Aussi le gagnay-je en effet, & même avec honneur. J'en eus d'autant plus de joye, que ce ne fut pas même aux dépens de ma santé. C'est ce qui fait voir clairement que ny la mélancolie, ny les passions de l'ame, ne peuvent causer de fâcheux effets en ceux qui vivent de régime.

CHAPITRE XI.

JE dis de plus, que les contusions & les chutes, qui d'ordinaire sont si dangereuses, & quelquefois mortelles, ne peuvent avoir de suites fâcheuses, ny causer de grandes douleurs, quand le corps se trouve en une si bonne disposition. Je l'ay éprouvé à l'âge de soixante-dix ans. Un jour que j'étois en carosse, les chevaux prirent le mords aux dents, je versay, je me blessay à la tête, & en plusieurs autres endroits très dangereusement: & je me démis un bras, & une jambe. Quand on m'eut reporté chez moy, & que les Médecins m'eurent vu dans un tel état, ils

ils crurent que je mourrois dans trois jours ; mais qu'en tout cas on pouvoit me ſaigner, & me donner quelque remede, de peur qu'il ne ſe fiſt ſur les parties offenſées quelque dépôt, qui y causât de l'inflammation, & même la fiévre. Mais comme je ſçavois que depuis tant d'années que je ſuivois un régime ſi frugal, & ſi uniforme, je ne pouvois guéres avoir d'humeurs, ny malignes, ny ſuperfluës, je ne voulus ny de leur ſaignée ny de leur remede. Je me fis ſeulement remettre la jambe & le bras, & je me fis penſer mes autres bleſſures. Je fus guéri par ce moyen, ſans aucun autre reméde, & ſans qu'il m'en ſoit reſté le moindre reſſentiment. Une telle guériſon parut aux Médecins une espece de miracle. On peut donc conclure de là que la plûpart das accidens qui peuvent arriver ne seroient pas fort dangereux à ceux qui vivroient de régime.

CHAPITRE XII.

Mais je sçay aussi, pour l'avoir éprouvé moy-même, que l'on n'interrompt point, sans un préjudice considérable, un régime de vie que l'on a long-tems gardé. Voicy donc ce qui m'arriva, il y a présentement quatre ans, & j'en avois alors soixante dix-huit. Des Médecins me conseillerent de prendre un peu plus de nourriture, mes parens même m'en sollicitoient fortement, & sans cesse, ils en apportoient tous diverses raisons: ils m'assuroient qu'une nourriture si frugale ne pouvoit me suffire dans un âge si avancé: & que ce n'étoit pas assez de soutenir la nature: qu'il falloit encore luy donner de la vigueur: & que cela ne se pouvoit que par une nourriture un peu plus forte. La nature, leur répondis-je, se contente de peu: & depuis tant d'années que je ne me suis conservé en santé que par le moyen de mon régime, cette habitude s'est tournée en nature. D'ailleurs, comme les forces diminuent à mesure que l'on avance en âge, il paroîtroit plus raisonnable de diminuer aussi la nourriture que de l'augmenter; afin qu'il y eût de la proportion entre les alimens, & ce qui doit les digérer ; car le dissolvent de l'estomac s'affoiblit peu à peu. Je leur citay même là-dessus, deux proverbes communs en Italie, l'un que qui veut manger long-tems doit manger peu ; car moins on mange, plus on vit : l'autre que ce qu'on laisse d'alimens fait plus de bien que ce qu'on en prend ; car la nourriture excessive fait plus de mal que celle qui est modérée ne peut faire de bien. Cependant toutes ces raisons ne purent l'emporter sur leurs sollicitations pressantes & continuelles. De-peur donc de paroître trop attaché à mon sens, & par complaisance pour mes amis, je me rendis enfin, je consentis de prendre un peu plus de nourriture ; mais deux onces seulement. Au lieu qu'auparavant je ne prenois par jour que la valeur de douze onces d'alimens solides exactement pesez, tant en potage, en viande, en œufs frais, qu'en pain sec, & quatorze de liquide ; j'augmentay le tout de quatre onces, deux de liquide & deux de solide, ce qui fit quatorze de l'un, & seize de l'autre. Ce peu d'augmentation fit en dix jours un tel changement en moy, qu'au lieu que j'étois de bonne humeur, je devins d'une humeur mélancolique & colére : tout me faisoit de la peine : je ne sçavois quel party prendre. Le dixiéme jour, il me prit un mal de côté, qui me dura prés de vingt-quatre heures : ensuite il me survint une fiévre très fâcheuſe, qui me dura cinq ſemaines. Il eſt vray que depuis le quinziéme jour elle diminua de plus en plus. Pendant tout ce tems-là je ne pus dormir un quart-d'heure : tout le monde croyoit que j'en mourrois. Graces à Dieu je me tiray d'affaire, & je ne fis pour cela que reprendre mon ancien régime de vie. J'avois alors ſoixante dix-huit ans ; c'étoit en hyver : & il faiſoit extrêmément froid : j'étois même d'ailleurs d'une maigreur extrême. Je ſçay certainement qu'aprés Dieu, rien ne m'a juſqu'à preſent préſervé de la mort, que cette vie réglée & uniforme, que je méne depuis tant d'années. Tout ce tems-là, je n'ay été indiſpoſé que très-rarement & très légérement. Comme cette tempérance si suivie avoit consumé en moy ce qu'il pouvoit y avoir de mauvaises humeurs, elle n'avoit pas permis qu'il s'y en engendrât d'autres de même genre, ny que les bonnes vinssent à se corrompre, ny qu'elles contractassent de mauvaises qualitez; comme il arrive d'ordinaire en un tel âge, quand on ne vit pas de régime. Il n'y a dans les humeurs de mon corps nulle malignité pareille à celle qui a accoûtumé de faire mourir les hommes: & ce qu'il s'y en étoit introduit par le changement de vie dont j'ay parlé plus haut, quelque fâcheux que fût le mal qu'il me causa, ne put me causer la mort.

CHAPITRE XIII.

ON peut voir clairement par là quels sont les effets que l'ordre, & le desordre, la vie sobre, & la vie intempérante, sont capables de produire en nous. Mon seul régime m'a maintenu tant d'années en santé : & le peu que j'y ajoûtay l'altera considérablement en peu de jours.

Si l'Univers même ne subsiste que par l'ordre, & que la vie de notre corps dépende de l'harmonie & de la proportion des humeurs, & de ce qu'il y a en nous de principes de cette vie animale ; est-il surprenant qu'une certaine régle la maintienne dans l'ordre, & que le desordre

desordre l'altére, & même la détruise. Par le moyen de l'ordre on vient à bout facilement des choses même les plus difficiles : il fait dans les armées remporter la victoire : il tient les Royaumes, les Villes, & les familles en paix. Je conclus de là qu'une vie réglée est le moyen le plus sur pour parvenir à une vie saine & longue: que c'en est le fondement : que c'est même le veritable, & le seul reméde de quantité de maux. On ne peut en disconvenir, pour peu qu'on y fasse d'attention. Aussi le régime est-il la prémiere chose qu'un Médecin recommende à un malade : il le luy recommende encore, lors même qu'il est guéri, afin de conserver sa santé. On ne doit point douter que s'il vivoit de régime, il ne fût à l'avenir exempt de maladie. Il en préviendroit toutes les causes; quel besoin auroit-il de Médecin, & de reméde? S'il vouloit faire attention à ce qui luy convient, il seroit son propre Médecin: & il ne pourroit même en avoir de meilleur. Personne ne sçauroit être un aussi parfait Médecin des autres que de soy-même: ny connoître par d'aussi sûres expériences que les siennes propres, les tempéramens des autres, & ce qui leur convient. Il faudroit de trop longues & de trop exactes observations: & on ne peut les faire aussi sûrement, ny aussi aisément, sur les autres que sur soy-même. Les tempéramens ne sont pas moins differens que les visages. Qui croiroit, par exemple, que le vin vieux me fît mal à l'estomac, & que le nouveau m'y fît du bien : que le poivre m'échauffât moins que la canelle ? Quel Médecin eût pu me le persuader ? à peine l'ay-je reconnu moy-même par ma propre expérience. Il est donc clair, que comme personne n'a de meilleur Médecin que soy-même, ny de meilleur reméde qu'une vie sobre, c'est le parti que chacun devroit prendre.

CHAPITRE XIV.

CE n'est pas que les Médecins ne soient nécessaires, & qu'ils ne soient très estimables, quand ils sont capables de connoître & de guérir les maladies, que cause souvent une vie déréglée. Si un ami qui va vous voir, quand vous étes malade, & qui ne peut que prendre part à votre mal, ne laisse pas de vous faire plaisir, combien plus vous en doit faire un Médecin, qui va vous voir, comme un ami capable de remédier à vos maux? Mais j'en reviens toujours à soutenir, que pour conserver sa santé, le Médecin le plus sur est un bon régime de vie. On ne peut au moins disconvenir que ce ne soit le reméde le plus naturel. Il conserve en santé les personnes même du plus mauvais tempérament : il en prolonge la vie jusqu'à cent ans, & au delà : on meurt sans aucune peine, & de pur épuisement d'humide radical, comme une lampe qui ne s'éteint que faute d'huile. Plusieurs ont cru que cela se pouvoit par le moyen de l'or potable & d'un elixir, que beaucoup de gens ont cherché, & que peu de gens ont trouvé. Sans une vie de régime, toutes ces choses sont vaines.

CHAPITRE XV.

CEpendant les personnes sensuelles & intempérantes ont beau voir que l'intempérance les incommode fort, ils ne laissent pas de s'y abandonner. Il vaut mieux, disent-ils, suivre son appétit, dût-on en vivre dix ans de moins, que de contraindre sans cesse la nature. Ils ne considérent pas de quelle conséquence sont à l'homme dix années de vie, & d'une vie saine dans un âge mur, où la prudence, la sagesse, toutes les vertus doivent être dans leur plus haut point de perfection & de vigueur, & qui ne peuvent même y être qu'en un tel âge. Et pour n'en rapporter que cet exemple, presque tous les meilleurs Auteurs n'ont-ils pas fait leurs plus beaux livres dans cet âge mur, &dans ces dix derniéres années que tant de gens sacrifient au funeste plaisir de leur intempérance?

CHAPITRE XVI.

CEux qui sont là-dessus les esclaves de leurs sens,

prétendent qu'il est presque impossible de vivre d'une vie réglée. Galien cependant a vécu de cette maniére de vie, & elle luy tenoit lieu du plus excellent reméde, ou plutôt du plus sûr préservatif contre toutes sortes de maux. Platon, Isocrate, Cicéron, plusieurs autres de l'Antiquité, & de notre siécle même, Paul III, le Cardinal Bembo; parmy nos Doges, Lando, & Donat, & plusieurs autres d'un rang moins élevé, à la Ville ou à la Campagne, ont vécu par là très long-tems. On en a vu trop d'exemples, pour croire que ce soit quelque chose d'impossible. On n'a besoin pour cela, ny de beaucoup de choses, ny de viandes fort exquises, mais seulement d'assez de courage pour s'en abſtenir.

C'eſt une objection vaine de dire avec Platon, que ceux qui ont à vivre dans le commerce du monde, ne ſçauroient mener une vie réglée, parce qu'ils ne peuvent le plus ſouvent ſe diſpenſer d'eſſuyer des chaleurs, des froids, des vents, des pluyes, des neiges, & diverſes fatigues qui ne s'accordent guéres avec une vie de régime. Ces ſortes d'incommoditez ne ſont pas d'une grande conſéquence, comme on l'a fait voir plus haut, ſi l'on uſe ſobrement du boire & du manger: & c'eſt ce qui eſt aiſé, même à ceux qui ont à vivre dans le monde, pour ſe conſerver l'eſprit dans une plus grande vigueur pour toutes les affaires qui peuvent ſe préſenter.

CHAPITRE XVII.

MAis, dira-t-on, celuy qui méne une vie si réglée, qui ne mange jamais que des viandes de malade, & qui aura fait tant de diette, même pendant la santé, quelle diette pourra-t-il faire pendant la maladie?

La nature qui fait tous ses efforts pour conserver l'homme en santé, luy apprend de quelle maniére il doit se gouverner quand il est malade. Elle ôte aussi-tôt l'appétit: on mange beaucoup moins. Lors que l'on se sent indisposé, soit que l'on ait auparavant vécu d'une vie réglée ou non, on ne doit manger que des viandes convenables à la maladie, & bien moins que lorſqu'on étoit en ſanté. Si l'on vouloit en prendre autant qu'auparavant, on accableroit la nature qui ne ſeroit déja que trop ſurchargée & trop affoiblie.

D'ailleurs celuy qui méne une vie réglée, ne peut guéres tomber malade, ou du moins ne ſera-ce que rarement, & pour peu de tems. Cette maniére de vivre ôte la cauſe du mal, & par conſéquent le mal même.

CHAPITRE XVIII.

UNe maniére de vie ſi avantageuſe, ſi puiſſante, ſi belle, ſi ſainte, n'eſt-elle pas bien digne d'être embraſſée de tout le monde, principalement dez qu'elle eſt ſi facile, & ſi convenable à la nature de l'homme ? Ce n'eſt pas que je prétende qu'il faille vivre préciſément comme moy, & s'abſtenir de poiſſon, de fruit, & de toutes les autres choſes dont je m'abſtiens. Si je mange de ſi peu de choſes, & ſi peu de chacune, c'eſt qu'il n'en faut pas davantage au peu de capacité & à la foibleſſe de mon eſtomac. Je ne m'abſtiens de poiſſon, de fruit, & de quantité d'autres alimens, que parce que tout cela m'incommode. Mais ceux qui ne s'en trouvent pas incommodez, peuvent, & même doivent en uſer, loin de devoir n'en uſer pas. Chacun cependant doit ne prendre d'alimens, même dont il s'accommode le mieux, qu'autant que ſon eſtomac en peut aiſément digérer : & celuy qu'aucune ſorte d'aliment n'incommode, peût uſer de chacun, pourvu qu'il en uſe ſobrement. C'eſt ce qui n'eſt pas fort difficile.

CHAPITRE XIX.

MAis, dira-t-on, pluſieurs, ſans tant de régime, n'en vivent ny moins ſainement, ny moins long-tems. Comme c'eſt quelque choſe de très incertain, & de très rare, on ne doit pas s'y fier, pour mener une vie déréglée. Il n'eſt pas de la prudence de s'expoſer à tant d'incommoditez, & même à la mort, dans l'eſpérance d'un événement auſſi rare qu'heureux. Une perſonne âgée, d'une mauvaiſe compléxion, & qui vit de régime, eſt plus ſûre de vivre longtems, qu'une jeune perſonne, même très robuſte, qui vit ſans régle. Il s'enſuit à plus forte raiſon, que lorſqu'on eſt d'un bon tempérament, on peut par le moyen d'un bon régimeprolonger ſa vie, bien plus que tout autre dont le tempérament ſeroit mauvais. On pourroit être d'un tempérament aſſez bon & aſſez robuſte, pour pouvoir, même ſans tant de régime, vivre en ſanté juſqu'à l'âge le plus avancé, & ne mourir enfin que de pur épuiſement d'humide radical, & de chaleur naturelle. On en a vu quelques exemples; Thomas Contarini à Venise, & un homme de condition de Padouë nommé Antoine Capodivacca sont de ce nombre. mais à peine en trouvera-t-on un entre cent mille. * Si quelqu'un des autres souhaite de vivre long-tems, & de mourir de pure défaillance de nature, il faut qu'il vive de régime. C'est par ce moyen qu'on peut joüir des avantages d'une telle vie, qui certainement sont en grand nombre, & tous très-considérables.

* La raison ne permet pas de se régler plutôt sur l'exception de la régle que sur la régle même.

CHAPITRE XX.

ELle adoucit & purifie les humeurs, & empêche par là qu'il ne s'éléve des vapeurs de l'eſtomac à la tête. Le cerveau en eſt plus pur, l'eſprit en a plus de vigueur dans toutes ſes opérations. Il peut des choſes d'icy-bas, dont le nombre eſt infini, s'élever par ce moyen avec plus de facilité & de plaiſir, à la contemplation des choſes ſublimes & divines. Il peut de plus connoître par là, ce qu'autrement il n'eût pu même penſer. Comme il connoît autant que la foibleſſe humaine peut le permettre, combien la puiſſance, la ſageſſe, la bonté de

Dieu ſont infinies ; il deſcend de là à la nature des choſes corporelles : il reconnoît que ce ne peut être l'ouvrage d'aucun autre être que de Dieu.

Mille choſes qu'en un autre âge que le cerveau étoit moins purifié, il n'eût pû ſeulement comprendre, luy deviennent ſenſibles & palpables. Il ſent alors combien c'eſt quelque choſe de honteux & d'indigne, de ne pouvoir ſurmonter les paſſions attachées à la nature humaine. Alorsil connoît parfaitement ces trois concupiſcences que nous apportons en naiſſant, & qui d'ordinaire croiſſent en nous à meſure que nous croiſſons nous-mêmes, l'amour des honneurs, des plaiſirs, & des biens d'icy-bas. C'eſt ce que réprime & ſurmonte

monte aiſément, quiconque par une longue habitude s'eſt accoutumé, non à ſuivre ſes ſens, ny leurs déſirs, mais à ſe conduire par la raiſon : il le fait même ſans preſque aucune peine : & lors qu'enſuite il ſe ſent proche de ſon terme, il ne s'en afflige point. Comme il a par la grace de Dieu abandonné le vice, & ſuivi la vertu, il eſpére des mérites de Jeſus-Chriſt, notre Redempteur, de mourir en ſa grace, & de joüir à jamais de ſa gloire. De plus il ſe voit parvenu à un âge ou très peu d'autres parviennent : & s'il ſent que ſa mort approche, ce n'eſt d'une maniére ny violente ny douloureuſe, ny imprévûë, mais d'une maniére lente & douce, & par le ſeul épuiſement de l'humide radical. Il passe donc sans aucun effort de cette vie mortelle & terrestre, à une vie céleste & immortelle.

CHAPITRE XXI.

HEureuse & sainte sobriété, combien les hommes devroient-ils vous aimer & vous suivre ! O, malheureuse intempérance, qui remplis le genre humain de tant de maux, combien les hommes devroient-ils te détester & te fuir ! O indigne crapule, il n'y a pas jusqu'à ton nom qui ne doive inspirer de l'horreur pour toy ! Mais, ô aimable tempérance, votre nom même ne peut inspirer que de l'amour pour vous.

J'ai marqué juſqu'icy les raiſons qui m'ont engagé de me détacher de l'intempérance, pour m'attacher à une vie ſobre : le régime que j'y ay gardé : ce qu'il m'en eſt arrivé: & les avantages qu'elle procure à tous ceux qui la ſuivent.

Quelques-uns livrez à leurs ſens, & peu ſoumis à la raiſon, objecteront peut-être, qu'il ne faut pas déſirer de vivre long-tems. Aprés l'âge de ſoixante-dix ans, diront-ils, la vie n'eſt elle pas moins une vie vivante qu'une vie mourante? Ils ſe trompent grandement : Je le vais prouver par ma propre expérience. A l'âge où je ſuis de quatre-vingt trois ans, je joüis d'une ſanté parfaite, j'ai le corps en une telle diſpoſition, que je monte à cheval aiſément, quoy que ſans avantage : je monte ſans peine les eſcaliers, quelque hautes qu'en ſoient les marches, & même les collines les plus élevées : je ſuis toujours de bonne humeur : c'eſt une preuve que j'ay l'eſprit parfaitement content & tranquille. Comment m'ennuirois-je d'une vie dont les plaiſirs ſont d'autant plus ſolides, qu'ils ſont tous innocens. Souvent l'occaſion ſe preſente de m'entretenir avec des gens illuſtres & diſtinguez par leur eſprit, leurs mœurs, leur ſcience, & leurs autres talens. Quand je ſuis ſeul, j'écris, ou je m'applique à la lecture de quelque Ouvrage ſolide, ou agréable. J'ay même en vûë en toutes choſes, autant que je le puis, de n'être pas inutile aux autres; je ne fais cependant rien de tout cela qu'à ma commodité, dans les tems convenables, & chez moy. J'y ay même beaucoup d'agrément. D'ordinaire je demeure à Padouë, la plus belle des Villes qui dépendent de celle-cy : elle est des plus polies: & il y a peu de Maisons aujourd'huy, aussi belles & aussi commodes que la mienne. Je l'ay fait bâtir moy-même selon les régles de l'Architecture : on n'y est pas moins à l'abry du chaud que du froid. J'y ay même divers jardins arrosez d'eaux vives & courantes, & aussi agréables qu'utiles. J'ay le plaisir de passer encore quelques mois de l'année dans une Maison très-commode que j'ay ailleurs, qui est ornée de Jardins & de fontaines, & qui est située entre les montagnes d'Eugane. J'ay l'agrément de passer encore quelque tems en une très-belle Terre que j'ay en pleine campagne. Elle est entourée de plusieurs chemins disposez de maniére qu'ils en sont comme les avenuës; elles aboutissent à l'Eglise paroissiale, qui en est comme le centre, & qui est entretenuë d'une maniére assez décente, pour une Eglise de Campagne. Un bras de la riviere de Brente passe au milieu de cette Terre: & il y a de chaque côté de grandes campagnes fertiles, bien cultivées, & ornées de plusieurs belles Maisons.

Quelque tems auparavant,

ce lieu là n'étoit pas en cet état: Ce n'étoit que marécages mal sains: c'étoit un séjour plus propre à des bêtes qu'à des hommes. Je pris soin d'en faire écouler les eaux : l'air en devint plus sain : & je réussis si heureusement dans cette entreprise, que bien des gens y accoururent, pour en faire leur séjour. C'est par ce moyen que ce lieu là est parvenu à l'état où nous le voyons aujourd'huy. Et je puis dire avec vérité, que Dieu a bien voulu se servir de mon foible ministére, pour luy donner dans ce lieu là un Temple & un Autel, & même des Adorateurs. Et je n'y puis penser sans une extrême joye. * Je vais même

* Il paroît par cet endroit & par quan-

tous les ans en quelques Villes voisines, voir ce que j'y ay d'amis, non-seulement pour joüir de leur entretien, mais pour m'entretenir même avec ce qu'il y a de gens les plus habiles & plus les célébres dans les Arts d'Architecture, de Peinture, de Sculpture, d'Agriculture, de Musique; tels qu'il s'en trouve dans ce siécle en assez bon nombre. Je considére leurs Ouvrages: je les confronte avec ceux de l'Antiquité: & j'apprens toujours quelque chose dont je suis bien aise de m'instruire. J'examine avec attention les Palais, les Jardins, & leurs Antiquitez, les Places publi-

tité d'autres, qu'il avoit dans le cœur un vray fonds de réligion, & même une pieté tendre.

ques, les Temples, les Fortifications : & je ne néglige d'apprendre rien qui puisse faire plaisir. J'aime encore beaucoup à voyager, & à considerer la beauté des lieux, & leur situation : les uns en plaine campagne, d'autres sur des côtes ou sur le bord de l'eau, & embellis de jardins les mieux entretenus. Et comme mes sens sont encore dans toute leur vigueur, je goûte de tels plaisirs dans toute leur étenduë. Quelque part que je sois, je trouve plus de goût à ma nourriture, toute simple qu'elle est, que je n'en trouvois dans les mets les plus délicieux ; lors que j'étois tout dans mes sens, & tout abandonné à une vie déréglée. Je dors par tout, &

commodément & tranquillement: & mes ſonges ſont toujours agréables. Mais ce qui me fait le plus de plaiſir, c'eſt de voir l'heureux ſuccés de cette entrepriſe ſi utile à cette République & que l'on n'a commencée que ſur la vûë que j'en ay donnée. C'eſt de mettre des Terres incultes en état d'être cultivées. Je fus un des prémiérs députez pour la conduite de cet ouvrage: & je demeuray deux mois de ſuite dans la plus grande chaleur de l'Eté, dans ces lieux marécageux, ſans en avoir reſſenti nulle incommodité. C'eſt l'effet du régime que j'ay ſuivi depuis ſi long-tems, ſans nulle interruption. Nous eſpérons de plus, avec beaucoup de fondement, de nous mettre en état de conserver notre bras de mer, la plus puissante & la plus admirable défense de notre chére Patrie: & je puis dire, sans prétendre en tirer de vanité, que c'est moy qui ay imaginé la maniére de le conserver: & que je l'ay insinuée à la République, & de vive voix & par écrit. Voilà quels sont les plaisirs & les consolations de ma vieillesse. * Une telle vieillesse est sans doute de beaucoup préférable à la jeunesse, de tel autre qui est déja vieux,

* Mais, dira-t-on, tout le monde n'est pas en état de se procurer de tels plaisirs. On peut répondre à cela que ce qui le mettoit le plus en état de les goûter, c'étoit son régime de vie, qui le maintenoit en une si parfaite santé. D'ailleurs la joüissance d'un tel bien peut suffisamment compenser la privation des autres.

tout jeune qu'il eſt. Comme graces à Dieu, par le moyen d'une vie ſobre, je me ſuis rendu le corps exempt de maladies, & l'eſprit exempt de troubles; je ne ſuis ſujet à nulles incommoditez, à quoy ſont ſujettes tant de perſonnes jeunes ou avancées en âge. On peut juger par cecy, de quelle diſpoſition je ſuis de corps & d'eſprit. A l'âge de quatre-vingt trois ans j'ay fait une Comedie pleine d'honnêtes, & ſi je l'oſe dire, de fines plaiſanteries, & d'un ſtile aſſez vif: quoy que le tems de la jeuneſſe ſoit d'ordinaire plus propre à cette ſorte de Poëſie. Ce caractére eſt d'un genre plus diverſifié, & par conſéquent plus agréable. Au lieu que la Tragedie convient mieux à un âge plus meur, & y est plus proportionnée. Ce genre de poësie est d'un caractére plus sérieux; les sujets en sont presque tous tragiques. Un ancien Poëte Grec fit une Tragédie à soixante & treize ans: on le jugea de-là d'un excellent tempérament. J'étois plus âgé de dix ans, quand je fis une Comedie. * Mais ce qui fait dans ma vieillesse ma plus douce consolation, c'est l'espérance de revivre après ma mort en ceux qui doivent me succeder. Quand je reviens chez moy, j'y trouve onze neveux ou niéces, tous enfans de même pére, & de même

* Il ne faut pas s'étonner qu'un homme du caractére même de Cornaro, ait pour ainsi dire tiré gloire d'une chose qui dans un siécle plus éclairé que le sien, l'eût fait plutôt rougir.

mére, tous en parfaite ſanté, tous, autant qu'on en peut juger, de bonnes mœurs, de bon eſprit, & d'une heureuſe éducation. Je me fais un plaiſir de m'entretenir avec eux: & quelquefois de les entendre chanter, & d'unir ma voix à la leur. Je l'ay même préſentement plus claire & plus ſonore que jamais.

CHAPITRE XXII.

ON peut voir par toutes ces choſes, que la vie que je mene, en l'âge où je ſuis, n'eſt point une vie triſte, fâcheuſe, mourante; mais au contraire, pleine de joye, d'agrémens, & même des plus vifs. S'il dépendoit de moy de changer de santé & de maniére de vivre, avec une personne jeune & saine, mais intempérante, je ne changerois surement pas. Ces sortes de personnes sont tous les jours exposées à mille maladies : l'expérience le confirme tous les jours. Je l'ay moy-même éprouvé, quand j'étois jeune : de plus, je sçay combien dans cet âge-là on est imprudent, colére, toujours plein de confiance en soy, & d'espérances chimériques ; souvent faute d'expérience, mais rarement faute de présomption. On s'expose témérairement à toutes sortes de périls : & après avoir abandonné la raison, & s'être rendu l'esclave de la concupiscence, on cherche par tout à satisfaire ses desirs. On eſt même aſſez miſérable pour ne pas s'appercevoir que l'on s'attire par là quantité de maladies, & une mort prématurée. Les unes ſont des maux cruels, l'autre eſt le plus cruel de tous les maux, principalement à ceux qui ſont les eſclaves de leurs ſens, & ſur tout dans la jeuneſſe, où l'on regarde comme le ſouverain mal de mourir avant le tems. La mort n'eſt-elle pas terrible pour ceux dont la vie trop ſenſuelle & trop délicieuſe, doit un jour être punie d'une éternité de peines.

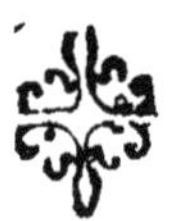

CHAPITRE XXIII.

HEureusement ma maniére de vivre a retranché en moy les causes de toutes les maladies, & même la crainte de la mort. J'ay appris par l'usage de tant d'années à me payer de raison, non seulement je trouve honteux de craindre ce qu'on ne peut éviter ; j'espére même, de la grace de Jesus-Christ, que ma mort me sera un sujet de joye. De plus j'ay lieu d'en croire le moment encore bien éloigné. Je sçay qu'à la réserve des accidens qui peuvent arriver, je ne mourray que de pur épuisement d'humide radical. Par mon régime de vie j'ay ſçu fermer toutes les autres avenuës de la mort. Une mort ſi naturelle n'eſt-elle pas la plus douce & la plus deſirable ? Comme ce qui a fait le lien de notre vie, c'eſt la nature, elle trouve plus aiſément le moyen de le rompre. Une telle mort n'arrive qu'après un long eſpace d'âge: & loin que ce ſoit d'une maniére violente, ce n'eſt au contraire que de pure défaillance. Ce n'eſt que par une longue ſucceſſion de tems, & d'une maniére inſenſible qu'elle ôte aux hommes l'uſage de leurs ſens, & même de leur raiſon. Par la grace de Dieu je n'en ſuis pas encore là : & je ſuis perſuadé que mon ame, qui dans le ſéjour qu'elle fait en moy y trouve tout en bon état, & même qu'il ne s'y paſſe rien que de concert avec elle, ne quittera point aiſément un tel ſéjour : & qu'il ſe paſſera encore bien dês années avant qu'elle ſoit obligée de le quitter. Je pourray donc joüir encore long-tems en parfaite ſanté de la vûë, & de la beauté de ce monde, en attendant que je joüiſſe dans l'autre d'un bonheur infini. Je l'eſpére de la grace de Dieu. C'eſt par ſon ſeul ſecours que j'ay méné depuis ſi long-tems une vie ſi tempérante : & que je me ſuis rendu l'amy de la raiſon, & l'ennemy des ſens & de leurs appétits. C'eſt ce qui eſt extrêmement aiſé, à qui veut vivre d'une maniére convenable à l'homme.

CHAPITRE XXIV.

PUiſque la vie ſobre eſt donc quelque choſe de ſi heureux, qu'il n'y a pas juſqu'à ſon nom qui ne prévienne en ſa faveur, & que c'eſt d'ailleurs un bien dont il eſt ſi aiſé de joüir : il ne reſte plus que d'animer tous ceux qui ont un bon eſprit, à rechercher un ſi grand bien, & à s'y attacher toute leur vie. Elle n'en ſera que plus longue, plus ſaine, plus gaye, plus raiſonnable, plus agréable à Dieu. On n'en ſera même que plus propre à l'étude, aux arts, & à toutes les opérations de l'eſprit. Les Loix divines & humaines, protégent la tempérance : elle est capable d'écarter tous les maux que cause le vice opposé à cette vertu; comme le soleil écarte les nuages, par la force de ses rayons. La tempérance attire par sa beauté les cœurs qui ne sont touchez que des beautez solides : elle promet une longue vie à ceux qui desirent de vivre long tems : elle anime tous les hommes à remporter une victoire, qui coute si peu de peine, & qui cause tant de plaisir : elle est enfin la douce & fidelle gardienne de la vie du riche & du pauvre, du mary & de la femme, & de toutes sortes de personnes jeunes ou avancées en âge. Elle enseigne la modération au riche, l'épargne au pauvre, la continence à l'homme, la pudeur à la femme : elle apprend aux jeunes gens le moyen d'éviter une mort prématurée, & aux gens plus âgez, celuy de prolonger leur vie jusqu'à l'âge le plus avancé. La tempérance rend les sens purs, le corps libre, l'entendement vif, l'esprit content, & plein d'une honnête gayeté, la mémoire forte, toutes les opérations promptes & faciles ; le sang & les esprits en coulent plus doucement & plus agréablement, dans les artéres & les veines : la chaleur & plus tempérée & plus douce, rend les esprits aussi & plus doux & plus tempérez : elle conserve enfin toutes nos puissances dans un très bel ordre, & dans une très parfaite santé.

CHAPITRE XXV.

O Innocente & ſainte ſobriété, notre plus douce conſolation dans nos peines, combien les hommes devroient-ils t'eſtimer & t'aimer ! De quelle ardeur devroient-ils t'embraſſer ? Tu leur donnes moyen de conſerver le plus grand bien de cette vie, cette vie même, & la ſanté. Plût à Dieu que tes biens leur fuſſent clairement connus : principalement à ceux d'entr'eux, qui retirez du monde, ménent une vie toute ſpirituelle & toute ſainte, & qui ne ſont appliquez qu'à la priere & à la contemplation. Combien plus en ſeroient-ils agréables à Dieu dans toutes leurs actions ? Quel ornement ne ſeroient-ils point à ce monde & à l'Egliſe de Jeſus-Chriſt? on les honoreroit ſur la Terre, comme on honoroit autrefois les SS. Péres des Deſerts. Les Evêques & les Religieux, qui dans un corps terreſtre, ménoient une vie toute ſpirituelle, & bien plus miraculeuſe par elle-même, que par les miracles qu'ils faiſoient d'ailleurs. De plus ils ſeroient dans une ſanté, dans une gayeté, dans une paix parfaite ; au lieu qu'ils ſont la plûpart mal ſains, mélancoliques, inquiets, mécontens de leur ſort. C'eſt, dita-t-on peut-être, afin de leur donner lieu de faire pénitence, & pour exercer leur vertu, que Dieu permet

permet qu'ils soient dans cette situation. Loin de croire qu'il plaise à Dieu, que l'homme qui est son ouvrage & son image, & qu'il aime si parfaitement, vive infirme, mélancolique, mécontent de son sort: je suis persuadé du contraire par l'exemple d'une infinité de Saints.

Que ce Monde seroit quelque chose de beau, si les Religieux de ce tems-cy vivoient comme ceux de ce tems-là! Il y a beaucoup plus de Religieux présentement qu'alors: Il y a beaucoup plus de Monastéres: & si l'on observoit dans chacun une vie réguliérement sobre, on y verroit un plus grand nombre de Vieillards, vénérables par leur doctrine, & éminens en sainteté. Peut-être y en a-t-il qui se feroient scrupule de s'abstenir de quelques alimens dont leur Régle leur permet d'user : mais bien loin de faire mal, ils feroient bien de n'en user pas ; du moins pour la plûpart, dez qu'ils ont passé l'âge de trente ans : & de commencer à ne vivre plus que de pain & de vin, avec une panade & des œufs ; ils n'en vivroient que plus sainement. D'ailleurs cette vie seroit toujours moins austére que celle des Saints Péres des Déserts, qui ne mangeoient que des racines & des fruits sauvages, & qui ne bevoient que de l'eau : ils ne laissoient pas de vivre jusqu'à l'âge le plus avancé, dans une santé, dans une gayeté, dans une serenité d'esprit parfaite.

C'est ce qui arriveroit aux Réligieux de ce tems-cy: ils en pourroient même plus aisément monter au Ciel, * dont le Seigneur nous ouvrit l'entrée, le jour de son Ascension.

Je pourrois rapporter icy plusieurs autres choses à la gloire de la température; mais comme je ne me suis point proposé d'en faire l'Eloge, je remets le reste à une autre occasion : & je finis pour être Sobre, même à parler de la Sobriété.

* Il fait allusion à ceux qui courent dans la lice, & qui pour le faire avec plus de liberté se défont de tout ce qui pourroit ralentir leur course.

FIN.

EXTRAIT DU PRIVILEGE du Roy.

PAr Privilege du Roi, donné à Versailles le 6. Mars 1700. signé par le Roi en son Conseil, DESTHILAIRE : Il est permis à JEAN-BAPTISTE COIGNARD Imprimeur du Roi , & de l'Academie Françoise, d'imprimer un Livre intitulé, *Traité de la Sobriété & de ses Avantages, &c.* pendant le tems de six années, à compter du jour que ledit Livre sera achevé d'imprimer pour la premiere fois, en vertu dudit Privilege : Avec défenses à toutes personnes sous quelque pretexte que ce soit, d'imprimer ledit Livre, à peine de trois mille livres d'amende, de confiscation des Exemplaires contrefaits, & de tous dépens, dommages & interêts : ainsi qu'il est plus au long porté par ledit Privilege.

Et ledit Jean-Baptiste Coignard a cedé & transporté son droit de Privilege à LOÜIS COIGNARD son frere, pour en joüir suivant l'accord fait entr'eux.

Registré sur le Livre des Imprimeurs & Libraires de Paris le 29. Mars 1700.

Achevé d'imprimer pour la premiere fois le 10. Novembre 1701.

Approbation de Monsieur BURLET, *de l'Academie Royale des Sciences, & Medecin de la Faculté de Paris.*

J'Ai lû par ordre de Monseigneur le Chancelier, *le Traité de la Sobrieté, & de ses avantages*, que j'ai jugé digne d'être imprimé. A Paris ce 18. Mars 1698.

BURLET.

DE

www.ingramcontent.com/pod-product-compliance
Ingram Content Group UK Ltd.
Pitfield, Milton Keynes, MK11 3LW, UK
UKHW020547180726
13838UKWH00001B/80

9 782329 36